Appelhans · Krebs
Kinder und Jugendliche
mit Sehschwierigkeiten

Peter Appelhans · Eva Krebs

Kinder und Jugendliche mit Sehschwierigkeiten in der Schule

Eine Handreichung für Lehrer, Eltern und Schüler

3. Auflage

Edition Schindele

Peter Appelhans, Dr.
Schulstr. 24, 24882 Schaalby

Eva Krebs
Borgweg 17a, 22359 Hamburg

Die Deutsche Bibliothek – CIP-Einheitsaufnahme

Appelhans, Peter:
Kinder und Jugendliche mit Sehschwierigkeiten in der Schule: eine Handreichung für Lehrer, Eltern und Schüler/ Peter Appelhans, Eva Krebs. -3., unveränd. Aufl. – Heidelberg: Ed. Schindele, 1995
ISBN 3-89149-210-3
NE: Krebs, Eva:

ISBN 3-89149-210-3 3., unveränderte Auflage 1995
(ISBN 3-89149-001-1 2. Auflage 1985)
(ISBN 3-88070-367-1 1. Auflage 1983 G. Schindele Verlag)

Satz: HVA Grafische Betriebe, Heidelberg
Druck: Strauss Offsetdruck GmbH, 69493 Hirschberg

Inhaltsverzeichnis

Vorbemerkung

Rund 80 Prozent aller Tätigkeiten in der Schule sind wesentlich mit Sehen verbunden. So kann ein aus irgendwelchen Ursachen im Sehen beeinträchtigter Schüler erhebliche Schwierigkeiten im Unterricht haben. Im Extremfall kann dies bis zur Lernbehinderung führen.

Sehbeeinträchtigte Schüler sind nicht so selten, wie es auf den ersten Blick erscheint. Es sind auch meistens gerade nicht die Brillenträger, die Schwierigkeiten beim Sehen haben. Die Aufmerksamkeit muß vor allem auf jene gerichtet werden, die trotz schlechten Sehens keine Brille tragen. Häufig wissen sie von ihrem Augenschaden nicht, oder sie ignorieren ihn, etwa aus Eitelkeit. Es gibt allerdings auch sehbeeinträchtigte Schüler, denen eine Brille nicht oder nur wenig helfen kann (ungefähr einer unter tausend).

Zweck dieser Handreichung ist es, Lehrer aller Schularten und Schulstufen auf Sehbeeinträchtigte im Schulleben aufmerksam und mit dem Phänomen „Sehbeeinträchtigung" und ihren möglichen pädagogischen Konsequenzen vertraut zu machen.

Der Schwerpunkt der Darstellung liegt auf der Sekundarstufe, einschließlich der Sekundarstufe II. Einzelne Hinweise sind ausdrücklich als Hilfe zur Verbesserung der Situation der Schüler in der Grundschule gemeint. Die gründlichste Behandlung der schulischen Probleme dieser Kinder mit Sehbeeinträchtigungen stellen bisher die „Empfehlungen für den Unterricht in der Schule für Sehbehinderte" dar (→ 14).

Aus Unkenntnis werden visuell bedingte Schulschwierigkeiten oft fälschlich auf andere Ursachen zurückgeführt. Die Verfasser geben Hinweise, wie mögliche Sehbeeinträchtigungen erkannt, und Anregungen, wie ihre Auswirkungen im Einzelfall aufgehoben oder doch vermindert werden können.

Wenn zunächst Lehrer als die eigentlichen Adressaten dieser Broschüre genannt wurden, so heißt das nicht, daß dieses Heft nur ein Lehrerhandbuch sein soll. Auch Eltern und (betroffenen) Schülern kann es dienlich sein.

Anmerkung zur 2. Auflage

Die 1. Auflage war nach einem Jahr vergriffen. Die Autoren werten diese Nachfrage als Ausdruck dafür, daß eine praxisorientierte Zusammenstellung von Hinweisen und Hilfen für Kinder und Jugendliche mit Sehproblemen wünschenswert und nötig war.

Die 2. Auflage ist im sehbehindertenpädagogischen Teil weitgehend unverändert geblieben. Die Kapitel 5, 10, 11, 12.9 und vor allem 13 sind ergänzt und aktualisiert worden. Die Darstellung von Hilfsmitteln beschränkt sich weiterhin auf solche, die für die Schule erprobt sind. Der Einsatz von Computern für einzelne Sehbehinderte ist im schulischen Bereich problematisch und muß in jedem Fall mit technischen Fachleuten und Sehbehindertenpädagogen gründlichst abgeklärt und ausprobiert werden.

1. Schulische Möglichkeiten für Schüler mit Sehproblemen

In Deutschland muß in der Regel ein Schüler, dessen Sehschwierigkeiten mit optischen Mitteln nicht behoben werden konnten, eine Sonderschule für Sehbehinderte besuchen, wenn er eine seiner Behinderung entsprechende pädagogische Hilfe erwartet. In wenigen Einzelfällen haben Schulen für Sehbehinderte inzwischen die Aufgabe übernommen, sehbehinderte Schüler, die eine Regelschule (z. B. eine Haupt- oder Realschule oder ein Gymnasium) besuchen, zu unterstützen. Es ist zu hoffen, daß derartige Unterstützungssysteme in naher Zukunft in möglichst vielen Teilen Deutschlands aufgebaut werden.

Viele sehbehinderte Schüler könnten dann in die ihrer Begabung und Leistungsfähigkeit entsprechende Schule in der Nähe ihrer Wohnung gehen (im folgenden Regelschule genannt), wenn nicht zusätzliche Probleme der schulischen und sozialen Eingliederung in diese Schule entgegenstehen. Diese Sehbehinderten brauchten dann nicht ohne Rat und Hilfe die Regelschule zu besuchen. Sehbehindertenlehrer, d. h. Lehrer mit einer sonderpädagogischen Ausbildung würden

- mit dem sehbehinderten Schüler und, falls gewünscht, mit seinen Eltern die Probleme besprechen, die als Folge der Sehschwierigkeiten in der Schule entstehen, und eine Lösung vorschlagen;
- mit dem Klassenlehrer bzw. Tutor und den Fachlehrern erörtern, welche methodischen, didaktischen und schulorganisatorischen Veränderungen des üblichen Unterrichtsablaufs für den sehbehinderten Schüler hilfreich sein könnten;
- bei der Auswahl und Beschaffung geeigneter Lehr- und Lernmittel beraten oder sie aus dem Hilfsmittel- und Unterstützungszentrum einer Sehbehindertenschule zur Verfügung stellen;
- über Einrichtungen informieren, die Sehgeschädigte beraten, unterstützen oder ärztlich behandeln können.

Die Vorteile solcher Unterstützung liegen auf der Hand:

- diese Schüler können in ihrer gewohnten sozialen Umgebung bleiben (Familie, Nachbarschaft etc.) und brauchen weder im Internat einer Sonderschule für Sehgeschädigte zu leben noch lange Schulwege auf sich zu nehmen;
- in der Regelschule erleben sie ihre Sehschwierigkeiten zwar als Einschränkung, aber sie erwerben auch Erfahrungen, unter welchen Umständen und mit welchen Mitteln verschiedene Situationen dennoch bewältigt werden können;
- diese Lern- und Sozialerfahrungen dürften dem Sehbehinderten helfen, sich in und nach der Schulzeit situationsgerecht in einer Umwelt zu verhalten, die weitgehend von Nichtbehinderten gestaltet und bestimmt wird.

Die Autoren dieses Leitfadens haben sich seit vielen Jahren theoretisch und praktisch mit der schulischen Integration Sehgeschädigter, d. h. Sehbehinderter

und Blinder beschäftigt. Sie möchten mit den hier gesammelten Hinweisen zu Unterstützungsprogrammen für Schüler mit Sehschwierigkeiten ermutigen und Hilfen geben.
Allerdings kann eine Sammlung von Hinweisen den sachkundigen Sehgeschädigtenpädagogen nicht ersetzen. Aus diesem Grunde kann es nicht die Absicht sein, Kinder und Jugendliche, die aufgrund ihrer Sehbehinderung erhebliche Probleme in der Regelschule hätten oder haben, von der Sonderschule fernzuhalten, wenn nur diese Schule in der entsprechenden Region sehgeschädigtenpädagogische Hilfe anbietet.
Am besten ließe sich die Handreichung als Erinnerungs- und Anregungskatalog verwenden. Klassen- und Fachlehrer, sehbehinderte Schüler und ihre Eltern können vor und nach Gesprächen mit Sehbehindertenlehrern in Ruhe nachlesen, welche Methoden und Hilfsmittel bei der Bewältigung bestimmter Schwierigkeiten nützlich sein könnten. Der Text ist jedoch so gestaltet, daß sehbehinderte Schüler und deren Lehrer an der Regelschule dem Leitfaden auch dann hilfreiche Ratschläge entnehmen können, wenn kein Sonderpädagoge zum Gespräch zur Verfügung steht. Schüler, die trotz ihrer Sehschwierigkeiten eine Regelschule besuchen, auf diese Weise zu unterstützen und auch deren Lehrern Hilfen an die Hand zu geben, schien den Verfassern sinnvoller, als mit dem Hinweis auf die Existenz von Sonderschulen für Sehbehinderte die Betroffenen sich selbst zu überlassen.

2. Hinweise zur Benutzung der Handreichung

Die praktischen Vorschläge zur Verbesserung der Umstände, unter denen der Schüler mit Sehschwierigkeiten lernt und seine soziale Rolle spielt, sind hauptsächlich nach Situationen geordnet. Orte wie die Klasse, das Schulgebäude und Schulgelände, das Schullandheim bzw. die Jugendherberge oder Ereignisse wie Wanderung, Klassenreise, Museumsbesuch, Sport bilden die Stichworte, unter denen nachgeschlagen werden kann, welche Mittel und Maßnahmen unter den gegebenen Umständen geeignet sind, die Situation zu verbessern.
Auf Stellen, an denen weitere Erklärungen oder Hilfen zu finden sind, wird mit → verwiesen.
Zuvor wird erläutert, welche Arten und Grade von Sehbehinderung und geringerer Sehbeeinträchtigung es gibt und welche Auswirkungen die verschiedenen Formen und Grade auf die in der Schule gestellten Aufgaben haben können.
Es folgt weiter eine Zusammenstellung der üblichen Hilfsmittel, die ein Sehbehinderter verwenden kann. Ein Verzeichnis von Einrichtungen und Firmen, die Sehbehinderte beraten oder unterstützen können, und ein ausführliches Stichwortregister sollen das schnelle Auffinden der gewünschten Informationen erleichtern.
Die Gliederung dieser Handreichung wurde an tatsächlichen Schwierigkeiten, die im Unterricht mit sehbeeinträchtigten Schülern an der Regelschule auftraten, entwickelt. Das hat zur Folge, daß sich einige Vorschläge, wie man die Lage des Schülers mit Sehproblemen in der Schule verbessern kann, in abgewandelter Form wiederholen (z. B. 7.5 und 12.6). Die Verfasser glauben, daß die Handreichung dadurch lesbarer und informativer geworden ist. Ein Mißverständnis wäre es, anzunehmen, sie böte für *jedes* Problem eine Lösung oder es gäbe jeweils nur *eine* Lösungsmöglichkeit. Da es *den* Sehbehinderten nicht gibt, sondern eine Vielzahl von Formen und Graden der Sehstörung mit unterschiedlichsten Auswirkungen auf die Sehleistung, sehr verschiedene personelle Voraussetzungen und wechselnde Umstände, unter denen Sehleistungen zu erbringen sind, ist es unmöglich, jede Schwierigkeit vorauszusehen und einen genau passenden Ratschlag zu geben.
Ein wesentliches Moment bei der Bewältigung der schulischen Probleme, die auf die Sehbeeinträchtigung zurückgeführt werden können, ist die Zusammenarbeit zwischen dem Schüler und seinen Lehrern. Der Schüler muß sagen, was er nicht oder nur verschwommen oder teilweise sieht, er muß versuchen, von sich aus Vorschläge zu machen, wie er eine bestimmte Aufgabe besser bewältigen kann. Der Regelschullehrer und der Sehbehindertenlehrer müssen bereit sein, auf den Schüler zu hören und ihn mitbestimmen lassen, welche Methode und welches Hilfsmittel in einem bestimmten Fall gewählt werden soll. Der Lehrer muß

außerdem wissen, daß es auch dem Augenarzt oder dem Sehbehindertenlehrer nicht immer leichtfällt festzustellen, ob die Unfähigkeit, eine Aufgabe zu bewältigen, ihre Ursache nur in der Sehstörung oder (auch) in anderen Faktoren hat: in mangelnden Kenntnissen, Erfahrungen, geringem Arbeitswillen, schlechter Konzentrationsfähigkeit usw.
So soll dieser Leitfaden einen Dialog zwischen Schülern, Lehrern und Eltern in Gang bringen helfen, der die Probleme der Sehstörung, wie sie in der Schule deutlich werden, zum Gegenstand hat. Diese Probleme müssen ebenso erörtert werden wie andere Schwierigkeiten, die das schulische Lernen beeinflussen.

3. Worterläuterungen: sehbeeinträchtigt – sehbehindert

Schüler, die Schwierigkeiten beim Sehen haben, kann man als sehbeeinträchtigt bezeichnen.
Der Begriff „sehbeeinträchtigt" meint vor allem leichtere Sehschäden, schließt im weiteren aber gelegentlich auch die „wesentliche Sehbehinderung" mit ein.
Sehbeeinträchtigungen lassen sich unterteilen in weitgehend durch Brillen korrigierbare (z. B. → Weitsichtigkeit, → Kurzsichtigkeit), nicht durch Brillen korrigierbare (z. B. Narben auf Hornhaut, Linse und Netzhaut, Störungen im Bereich des Sehnervs, Einschränkung des Gesichtsfelds) und deren Kombination (z. B. → Augenzittern plus Weitsichtigkeit).

Folgende leichtere Problemfälle sind zu nennen:
- Schüler, die nicht *wissen,* daß sie schlecht sehen;
- Schüler, deren Brille nicht mehr ausreichend korrigiert, weil sie „uralt" ist (keine optimale Gläserkorrektur);
- Schüler, die trotz des Hinweises des Lehrers bzw. des Schularztes von ihren Eltern nicht zum Augenarzt geschickt werden (Gleichgültigkeit);
- Schüler, deren Schielen nicht behandelt wird;
- Schüler, deren eines Auge aufgrund des Schielens schon sehschwach ist;
- Schüler, die sich weigern, eine Brille zu tragen (Aversionen gegen das Brillentragen).

Aus Eitelkeit oder Angst vor Spott der Mitschüler wird die Beeinträchtigung ignoriert oder sogar verleugnet. Gerade bei diesen Schülern ist von seiten des Lehrers sehr viel „Fingerspitzengefühl" erforderlich, um ihnen aufzuzeigen, daß das Brilletragen auch Vorteile hat wie geringere Fehlerquoten, schnelleres Erkennen von Freunden.

Sehbehinderungen nennt man die schwerwiegenderen, komplexeren Augenleiden. Der Schüler hat dann mit Brille auf dem besseren Auge nur $\frac{1}{3}$ oder weniger der Sehschärfe eines Normalsichtigen, d. h. was ein Normalsichtiger in 3 Metern Entfernung sieht, kann ein Sehbehinderter erst in ein Meter Entfernung erkennen. Man unterscheidet
- Sehbehinderte ($\frac{1}{3}$–$\frac{1}{20}$)
- hochgradig Sehbehinderte ($\frac{1}{20}$–$\frac{1}{50}$)

Da fast alle Augenleiden in nahezu jedem Schweregrad auftreten können, muß immer individuell geprüft werden, was der einzelne Schüler sehen kann. Oft ist ein erheblicher Unterschied zwischen dem Sehvermögen im Nahbereich und dem Sehvermögen im Fernbereich vorhanden. Helligkeit, Kontrast, Farbgebung, Bewegungsrichtung und -geschwindigkeit, Tageszeit, gesundheitlicher Allgemeinzustand und andere Faktoren beeinflussen die Sehleistung beträchtlich.

Was der Schüler sehen kann, hängt aber nicht nur von den medizinisch meßbaren Werten ab. Individuelle Faktoren wie Erziehung, Erfahrung, Intelligenz, Leistungsbereitschaft oder Motivation beeinflussen die Qualität des Sehens. Die Sehschädigung wird dadurch mehr oder weniger gut ausgeglichen (kompensiert). Verstärkt werden kann eine Sehbeeinträchtigung dadurch, daß der Betroffene persönlich sehr unter einer, medizinisch gesehen, nur geringfügigen Verschlechterung des Sehvermögens leidet.

4. Kennzeichen von Sehbeeinträchtigungen

Kennzeichen von Sehbeeinträchtigungen können sein

4.1 Äußerungen des Schülers über Sehbeschwerden, wie z. B. verschwommenes, unscharfes Sehen, Schwierigkeiten beim Sehen in die Ferne (beim Blick an die Wandtafel) oder beim Beobachten von Versuchen, beim Lesen kleinerer Drucke;

4.2 Organauffälligkeiten wie Augenzittern, Augenrollen, Schielen;

4.3 Blickauffälligkeiten wie scheinbares Vorbeisehen an einem fixierten Objekt, keinen Blickkontakt aufnehmen können, „verschlafener" Blick;

4.4 erfolgloses Sehverhalten mit Auswirkungen wie Anstoßen, Stolpern, Danebengreifen, Fehltritte bei Treppen;

4.5 abweichendes Sehverhalten, z. B. „mit der Nase lesen", schiefe Kopfhaltung beim Sehen, Gebrauch nur eines Auges, Blinzeln;

4.6 erhöhte Blendempfindlichkeit, Lichtscheu oder Wunsch nach mehr Licht;

4.7 häufiges Augenreiben, Rötung oder Tränen der Augen;

4.8 Kopfschmerzen oder schnelle Ermüdung bei Aufgaben, die Anforderungen an das Sehen stellen.

5. Die häufigsten Beeinträchtigungen des kindlichen und jugendlichen Auges und ihre Auswirkungen

Es wird versucht, die Auswirkungen verschiedener Augenkrankheiten durch Fotos zu veranschaulichen.

Dabei sollte der Leser folgendes beachten:

- die Kamera kann das Sehen mit beiden Augen nicht nachahmen
- der Bildausschnitt umfaßt nur einen kleinen Teil des Gesichtsfeldes (Rechteck A in Abb. 1)

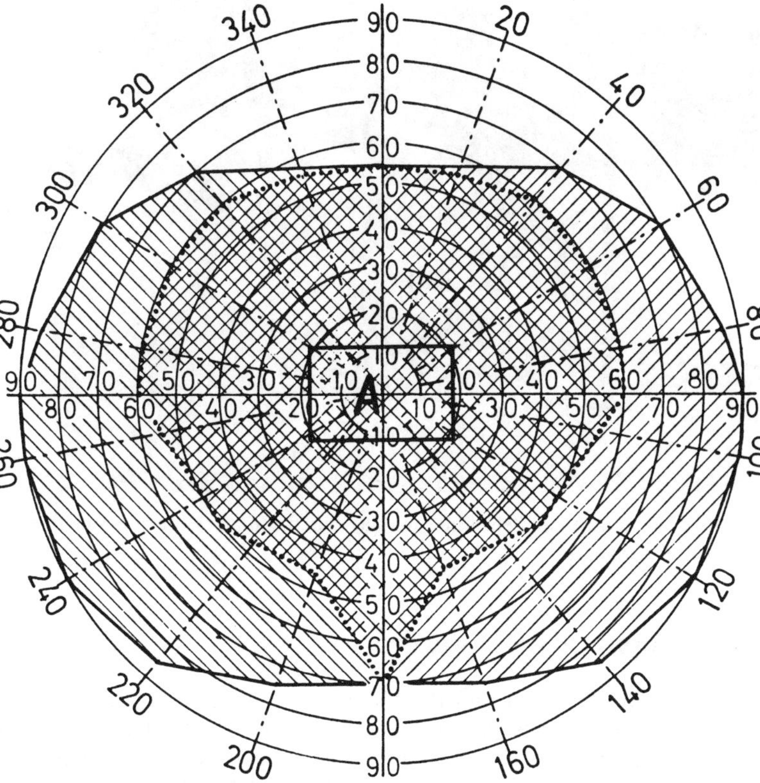

Abb. 1. Schema des Gesichtsfeldes beider Augen

linkes Auge   rechtes Auge

- weniger als 2° des Gesichtsfeldes werden scharf wahrgenommen
- zum äußeren Rand des Gesichtsfeldes hin werden die Seheindrücke beständig unschärfer; im äußeren Bereich können nur Bewegungen wahrgenommen werden (oder ruhende Gegenstände durch Bewegen des Kopfes)
- den durch ein fotografisches Bild vermittelbaren Eindruck, daß ein umfassenderer Bereich scharf gesehen werden kann, gewinnt der Mensch, indem er durch Augenbewegungen das Sehfeld abtastet und die scharfen Seheindrücke nacheinander zusammenfügt.

  Das folgende Bild, das allen Veranschaulichungen zugrunde liegt, kann also von den menschlichen Augen nur in einem sehr kleinen Ausschnitt scharf wahrgenommen werden.

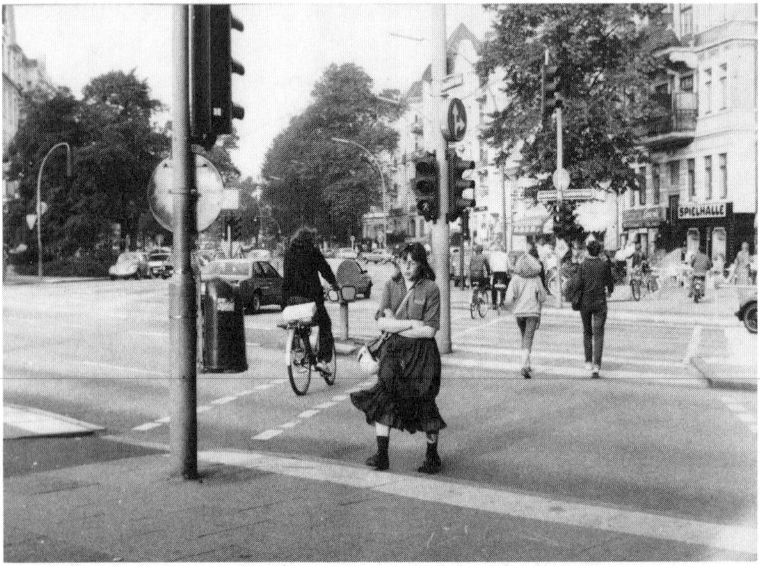

Abb. 2. Bild bei normalem Sehvermögen, das durch Zusammensetzen vieler scharfer Seheindrücke entstehen kann.

5.1 Asthenopische Beschwerden

Asthenopische Beschwerden sind Reaktionsformen des Auges ohne krankhafte Veränderungen des Organs. Sie sind begleitet von Verschwommensehen, Augen- und Kopfschmerzen, Brennen und Tränen der Augen, Müdigkeit und Mattigkeitsgefühlen, Lidrand- und Bindehautreizungen. Diese subjektiven Beschwerden können bei Überbeanspruchung entstehen, z. B. nach erhöhten Sehanforderungen (langes Lesen, erhöhtes Maß an geistiger Aktivität oder Konzentration) oder ungeeigneter Beleuchtung. Häufig führen Weitsichtigkeit, Akkommodationsschwächen (Akkommodation = Anpassung des Auges an die Entfernung) oder Beeinträchtigungen des beidäugigen Sehens dazu.

Hinweise: Ein Augenarztbesuch ist immer ratsam. Oft kann das Tragen einer Brille helfen.
Die Augen sollten nicht durch übermäßig langes Arbeiten z. B. an Arbeitsblättern überanstrengt werden. Häufigerer Wechsel zwischen Tafelarbeit, Naharbeit und Unterrichtsgesprächen kann diese Beschwerden vermeiden oder vermindern helfen.
Bei Klassenarbeiten u. a. kann der Schüler durch „Blick in die Ferne" zum Fenster hinaus, Schließen der Augen seine Situation etwas verbessern.
Da psychische Faktoren eine Rolle spielen können, sollte die Unterrichtssituation für das Kind nach Möglichkeit *entspannend* gestaltet werden. Überforderung im Unterricht, vom Schüler selbst empfunden, kann auch Beschwerden herbeiführen.

5.2 Augenzittern (Nystagmus)

Das Augenzittern ist eine Abfolge von ruckartigen oder pendelnden Augenbewegungen, die vom Willen unabhängig sind. Ein deutlich sichtbares Anzeichen ist oft das ständige Wackeln mit dem Kopf.
Zugrunde liegt eine organische Augen- oder Hirnerkrankung: z. B. ist die Stelle des schärfsten Sehens (Netzhautmitte) beschädigt oder ausgefallen. Die Sehschärfe ist dadurch herabgesetzt. Das Augenzittern erschwert es, Gegenstände zu fixieren.
Vorkommen bei
- → Pigmentmangel (Albinismus)
- totaler → Farbenblindheit
- angeborenem → grauen Star
- → Hornhautnarben
- → Sehnervenerkrankungen u. a.

Hinweise: Da die betroffenen Kinder wegen des Augenzitterns und Kopfwakkelns oft gehänselt werden, sollten die Mitschüler Informationen über das Augenleiden erhalten. Es ist u. U. erforderlich, ein betroffenes Kind psychisch zu „stabilisieren".
Das Schriftbild sollte nicht zu klein und kontrastarm sein. Die Buchstaben dürfen nicht zu eng zusammenstehen, da diese Kinder Schwierigkeiten beim Erkennen und Unterscheiden eng nebeneinander stehender Buchstaben haben (→ 7.3.2).
In Überforderungs- und Spannungssituationen (z. B. bei Klassenarbeiten) kann sich das Augenzittern verstärken. Der Lehrer sollte daher einem solchen Schüler bei schriftlichen Arbeiten mehr Zeit zugestehen.

5.3 Blendempfindlichkeit

Blendempfindlichkeit und Lichtscheu treten auf bei
- → asthenopischen Beschwerden
- → grünem Star
- → Hornhautnarben
- Linsentrübungen (→ grauer Star) (Abb. 3)
- → Farbsinnstörung
- → Pigmentmangel (Albinismus)
- → Sehnervenerkrankungen
- Fehlen der Regenbogenhaut
- Iris → kolobomen
- entfernter Linse
- Schädigungen der Netzhaut

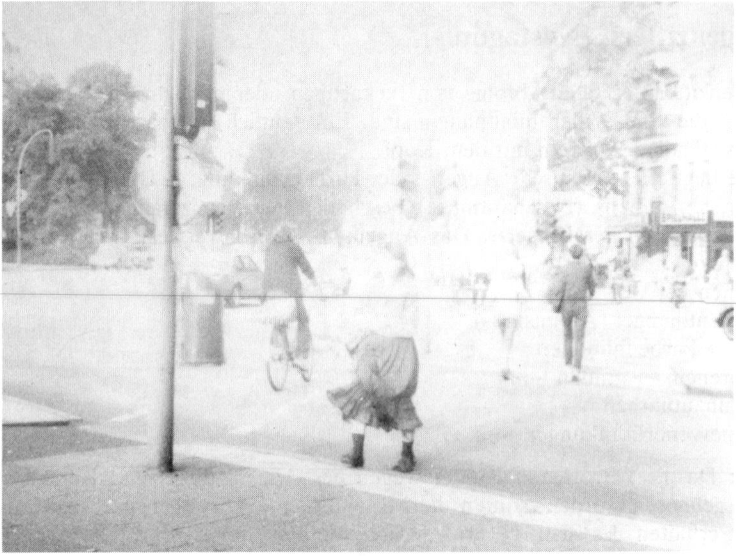

Abb. 3. Blenderscheinungen bei Linsentrübung

Hinweise: Die Schüler tragen oft eine lichtabsorbierende dunkle Brille. Ihr Arbeitsplatz sollte nicht zu starkem Licht ausgesetzt sein. Schwierigkeiten können im → Sportunterricht auftreten, besonders im Freien (Sportplatz usw.).

5.4 Farbsinnstörung

Die Funktion der Zapfen (Sinneszellen der Netzhaut, die vorwiegend in der Netzhautmitte liegen) ist teilweise oder ganz beeinträchtigt. Die Folgen:
- eingeschränkte oder völlig fehlende Farbtüchtigkeit (nur Grautöne, Schwarz und Weiß werden unterschieden)
- erhebliche Lichtscheu (→ Blendempfindlichkeit)
- Herabsetzung der Sehschärfe
- → Augenzittern (Nystagmus)
- Fixationsschwierigkeiten

Farbsinnstörung ist ein angeborenes, erbliches Leiden, das oft mit anderen Augenkrankheiten gekoppelt ist. Sie ist symptomatisch bei → Sehnervenerkrankungen und → Pigmentdegeneration der Netzhaut und Makulaerkrankungen.

Hinweise: Die Farbsinnstörung ist nicht durch Brillen ausgleichbar. Wegen der Folgeschäden wie Blendempfindlichkeit und herabgesetzte Sehschärfe werden aber abgedunkelte Brillengläser verordnet.
Das Unterrichtsmaterial muß kontrastreich sein (Schrift, Skizzen etc.).
Wenn Farben verwendet werden, müssen diese unterschiedliche Helligkeitswerte haben (z. B. hellgelb-dunkelblau), damit sie als verschiedene Grautöne wahrgenommen und unterschieden werden können.
Tip: Man frage sich, ob das Unterrichtsmaterial auf einem Schwarzweißfoto wirkungsvoll erschiene. Der Lehrer sollte beachten, daß der Farbenblinde bei Wanderungen erhöhten Gefahren ausgesetzt ist, da die oft gleichmäßig hellen Farben der Landschaft ihm das Differenzieren und Erkennen von Gegenständen (z. B. Hindernissen) erschweren.
Siehe auch Hinweise → Augenzittern.
Deutliche zusätzliche Markierungen, z. B. mit farbigem Klebeband oder Farbe können u. a. bei verminderter Sehschärfe oder eingeschränktem Farbensehen stärkere Kontraste herstellen (z. B. im Sportunterricht).

5.5 Netzhautveränderungen bei Frühgeborenen (retrolentale Fibroplasie = RLF)

Bei Frühgeborenen unter 1900 Gramm Geburtsgewicht sind die Netzhaut und ihre Gefäße noch nicht genügend ausgebildet. Unter richtig dosierter Sauerstoffzufuhr können sie normal nachreifen. Bei nicht sehr genau dosierter Rücknahme der Sauerstoffzufuhr auf die Konzentration der Außenluft können folgenschwere Fehlentwicklungen auftreten. Aber auch andere Faktoren spielen eine Rolle, da diese Krankheit auch bei „ausgereiften“ Kindern und Frühgeburten vorkommt, die nie im Brutkasten waren. Bei dieser Krankheit wuchert Gewebe in den Augapfel hinein. Der Krankheitsprozeß kann in unterschiedlichen Stadien zum Stillstand kommen, ebenso zur Blindheit führen wie kaum nachweisbare periphere Netzhautnarben hinterlassen. In manchen Stadien besteht die Gefahr der →

Netzhautablösung. Bei Netzhautschädigung ist mit → Gesichtsfeldausfällen und Sehschärfenminderung zu rechnen.

Hinweise: Eine regelmäßige Kontrolle durch den Augenarzt ist notwendig. Neben Sehschädigungen sind auch andere Beeinträchtigungen wie z. B. Herz-, Lungen- und Hirnschäden möglich, die die Verarbeitung visueller Wahrnehmungen (Apperzeption) stören können.

5.6 Gesichtsfeldausfälle

Gesichtsfeld nennt man den mit dem unbewegten Auge sichtbaren Teil des Raumes (→ S. 15). Dazu gehören auch Bewegungen und Bilder, die man nur aus den Augenwinkeln sieht. Gesichtsfeldausfall bedeutet die Verkleinerung des Gesichtsfeldes in einer bestimmten Richtung oder nach allen Seiten. Es gibt periphere (am Rande), zentrale (in der Mitte) und vielgestaltige Ausfälle verschiedener Größe. Je nach Ausfall sieht das Kind manche Bewegungen und Gegenstände nicht.
Kleine Ausfälle können gut kompensiert werden.
Vorkommen bei
- Schädigungen der Netzhaut
- → Netzhautablösung
- → grünem Star (Glaukom)
- Einäugigkeit (sowohl bei einäugiger Schwachsichtigkeit [Schielen] als auch bei Fehlen eines Auges)
- starken Brillen (Sportunterricht)
- → grauem Star
- → Pigmentdegeneration der Netzhaut
- Schädigungen des Sehnervs (Abb. 4)
- → Makulaerkrankungen
- dichten Hornhauttrübungen
- Hirnerkrankungen u. a.

Hinweise: Ein Schüler mit zentralem Gesichtsfeldausfall (Zentralskotom) kann einen fixierten Gegenstand häufig nicht erkennen. Im Nahbereich können ihm z. B. größerer Druck oder Lupen, bei sehr großen Ausfällen ein Fernsehlesegerät helfen, weil der fixierte Bildausschnitt größer und dadurch übersichtlicher wird. Erschwerend kommt bei solchen Schülern hinzu, daß sie meist keine Farben erkennen können.
In der Ferne können sie sich gut orientieren, wenn das restliche Sehvermögen intakt ist. Hier können Monokulare zum Lesen von Straßenschildern hilfreich sein. Sie müssen aber individuell angepaßt werden.
Fällt das periphere Sehen aus, spricht man von einem „Röhrengesichtsfeld“, das unterschiedlich groß sein kann. Solche Schüler können sich im Dunkeln nicht orientieren – sie sind „nachtblind“.
Vergrößerungen des Schriftbildes nützen ihnen nichts, im Gegenteil: Sie können dann noch weniger Buchstaben eines Wortes erfassen. Hier muß man ausprobie-

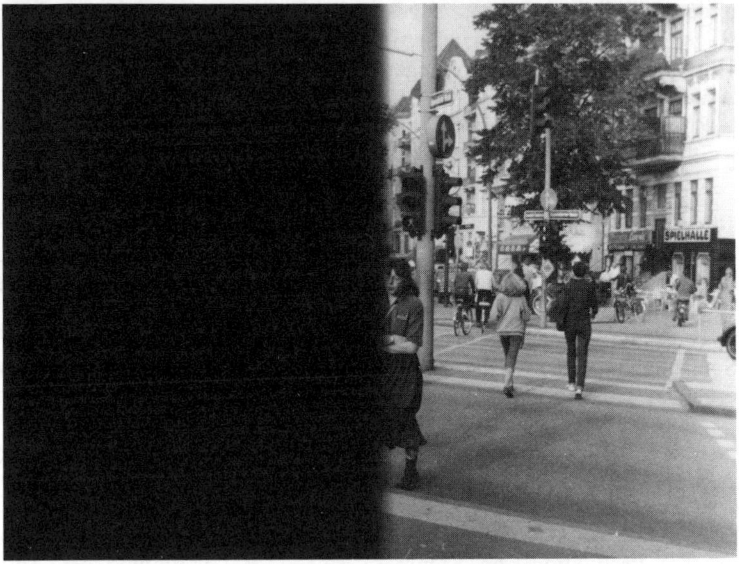

Abb. 4. Ausfall der linken Gesichtsfeldhälfte bei Sehnervschädigung

ren, wieweit sie kleineren Druck lesen können. Schüler mit diesem Krankheitsbild benötigen unbedingt gute Beleuchtung (heller Arbeitsplatz).
Bei größeren Gesichtsfeldausfällen wird das Kind überall da Schwierigkeiten haben, wo „Übersichtsleistungen" gefordert werden, z. B. beim Betrachten von Dias und Filmen nahe der Leinwand oder im → Sportunterricht.

5.7 Grauer Star (angeboren, Katarakt)

Darunter versteht man verschiedene Formen der Linsentrübung: teilweise oder totale, einseitige oder beidseitige, schwache oder dichte Trübungen. Da das Sehen in den ersten Lebensjahren, besonders aber im ersten Lebenshalbjahr gelernt wird, bedeutet eine Trübung der Linse je nach Grad, daß sich das Sehen nur eingeschränkt herausbilden kann. Folgeerscheinung kann z. B. das Augenzittern sein, weil die Netzhautmitte unterentwickelt bleibt.
Wenn die Linsen total getrübt sind, sollten sie nach heutiger Kenntnis im ersten Lebenshalbjahr entfernt werden. Geschieht das später, können die Augen durch Nichtgebrauch bereits irreparabel sehschwach geworden sein (→ Sehschwäche, funktionelle), d. h. die Sehschärfe ist stark herabgesetzt.

Bei leichteren Trübungsgraden entscheidet der Arzt individuell, ob eine Operation notwendig ist. Kataraktoperationen sind nicht immer komplikationslos. Nach Entfernung der Linsen können Brille und/oder Kontaktlinsen bei intakter Netzhaut volle Sehschärfe wiederherstellen. Oft ist aber der graue Star mit

anderen Mißbildungen des Auges gepaart, so daß die volle Sehschärfe nicht die Regel nach Staroperationen ist.
Hervorgerufen werden Trübungen durch
- Vererbung
- Röteln und andere Infektionskrankheiten während der Schwangerschaft
- Stoffwechselstörungen bei Mutter und/oder Kind (z. B. bei Diabetes)
- Verletzungen und Prellungen.

Hinweise: Mit Starbrille sieht das Kind Dinge näher und größer. Das räumliche Sehen ist erschwert und durch die starke Vergrößerung das → Gesichtsfeld eingeschränkt. Dadurch können Schwierigkeiten im → Sportunterricht auftreten.
Bei nichtoperierten Kindern können eine große Schrift und gute Beleuchtung am Arbeitsplatz hilfreich sein (hell, aber blendfrei; individuell unterschiedlich). An Sonnentagen und in sehr hell beleuchteten Räumen können diese Kinder sich erheblich schlechter orientieren.

5.8 Grüner Star (Glaukom)

Grüner Star ist die Bezeichnung für erhöhten Augeninnendruck. Er kann durch erhöhte Produktion von Kammerwasser oder Verstopfung der Abflußkanäle entstehen. Man unterscheidet zwischen Primär- und Sekundärglaukom. Primärglaukome entstehen selbständig. Dagegen sind Sekundärglaukome Folgeerscheinungen anderer Erkrankungen des Auges. Das Primärglaukom ist vererbbar und angeboren. Ungewöhnlich große Augen bei kleinen Kindern können ein äußeres Zeichen dafür sein. Daneben treten Lichtscheu (→ Blendempfindlichkeit), Rötungen und Tränen der Augen auf. Ständig erhöhter Augeninnendruck kann den Sehnerv schädigen. Damit eine Sehnervschädigung nicht zu weit voranschreiten kann, ist eine Früherkennung von höchster Bedeutung. Druckentlastende Operationen können oft schon im frühesten Kindesalter helfen. Wenn augenärztliche Eingriffe nicht genügend erfolgreich sind oder gar unterbleiben, kann sich die Hornhaut trüben oder auch die Netzhaut geschädigt werden und das Auge erblinden. → Gesichtsfeldausfälle entstehen bei fortschreitender Schädigung des Sehnervs, wobei die zentrale Sehschärfe relativ lange erhalten bleibt (Abb. 5).
Vorkommen des Sekundärglaukoms bei
- Verletzungen
- fehlender Linse
- Mißbildungen der Linse
- → grauem Star
- → Kolobomen.

Die Sehschärfe bei Schülern mit grünem Star ist sehr unterschiedlich. Häufig ist das Dämmerungssehen gestört.

Hinweise: Beleuchtung und vergrößernde Sehhilfen müssen mit diesen Schülern individuell abgesprochen werden (→ auch Sportunterricht).

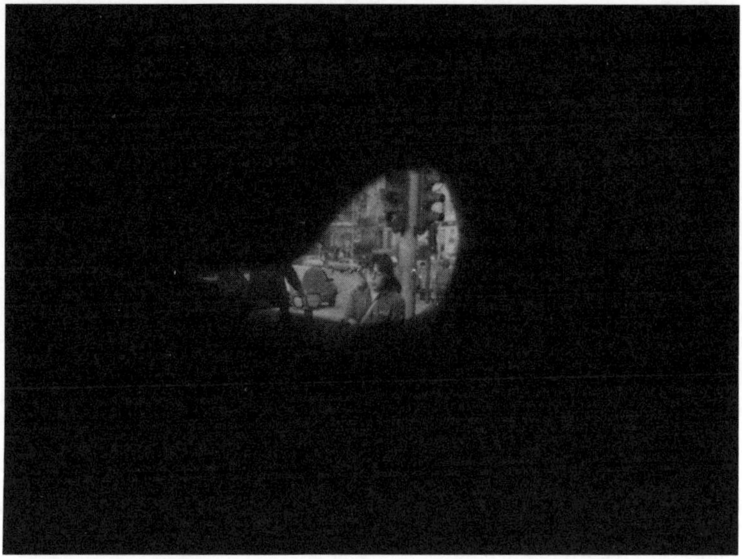

Abb. 5. Gesichtsfeldausfälle bei grünem Star

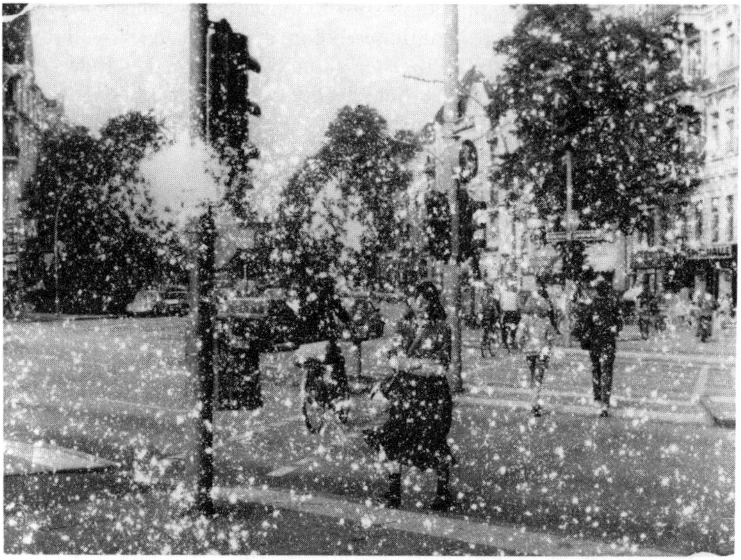

Abb. 6. Bei Hornhauttrübung kann solch ein Seheindruck entstehen

5.9 Hornhauttrübungen oder -narben

Die Hornhaut ist durchsichtig und schließt wie ein Uhrglas das Auge vorn ab. Bei Hornhauttrübungen sehen die Kinder wie durch eine teilweise oder ganz beschlagene Scheibe (Abb. 6). Je nach Trübung besteht eine mittlere bis schwere Sehbehinderung. Liegen sonst keine Mißbildungen des Auges vor, kann eine Hornhautübertragung eine gute Sehschärfe herstellen.
Vorkommen
- angeboren (immer doppelseitig)
- bei Verletzungen (Verätzungen, Verbrennungen, Durchbohrungen)
- durch Entzündungen.

Hinweise: Es gilt derselbe Hinweis wie bei nichtoperiertem → grauem Star.

5.10 Hornhautverkrümmung (Astigmatismus)

Durch Unregelmäßigkeiten der Hornhautwölbung entsteht ein unscharfes, verzerrtes Bild auf der Netzhaut. Dieser Augenfehler ist angeboren oder entsteht meist im ersten Lebensjahr.
Seine Ausprägung kann sich, solange ein Auge wächst (bis circa zum zwanzigsten Lebensjahr) ändern. Am häufigsten sind solche Veränderungen im ersten Lebensjahr. Man findet sie aber durchaus nicht selten auch noch bis zum siebten und achten Lebensjahr.

Die Hornhautverkrümmung kann sowohl einseitig als auch beidäugig auftreten. Brillengläser und auch Kontaktlinsen können gut korrigieren. Tritt eine starke Hornhautverkrümmung einseitig bei guter Sehschärfe des anderen Auges auf, kann es zur funktionellen → Sehschwäche mit oder ohne Schielstellung des schlechteren Auges kommen (→ Schielen), wenn der Augenfehler nicht rechtzeitig korrigiert wird.

Hinweise: → Asthenopische Beschwerden können auf Astigmatismus hindeuten.

5.11 Kolobome

Kolobome sind angeborene Gewebsdefekte der inneren Augenhäute (Regenbogenhaut, Netzhaut, Aderhaut) oder des Sehnervs. Sie treten ein- oder beidseitig auf. Ein Iriskolobom allein beeinträchtigt kaum das Sehen. Aderhaut- und Netzhautkolobome haben je nach Ausdehnung → Gesichtsfeldausfälle zur Folge. Ist die Stelle des schärfsten Sehens mitbetroffen und treten sie beidseitig auf, ist die Sehschärfe merklich herabgesetzt. Äußeres Zeichen dafür kann das → Augenzittern sein. Nicht selten kommen noch Mißbildungen des Augapfels oder Linsentrübungen und Sekundärglaukom (→ grüner Star) dazu. Es besteht Lichtscheu (→ Blendempfindlichkeit).

Hinweise: Schwierigkeiten können im → Sportunterricht durch → Gesichtsfeldausfälle auftreten. Es besteht Gefahr der Netzhautablösung. Die Beleuchtung des Arbeitsplatzes muß mit dem Schüler abgesprochen werden.

5.12 Kurzsichtigkeit (Myopie)

Infolge eines zu langen Augapfels sehen kurzsichtige Menschen Entferntes verschwommen, Nahes scharf (Abb. 7). Die Kurzsichtigkeit ist vererbbar und manchmal bereits angeboren, wird aber oft erst im Schulalter bemerkt (Schulmyopie). Eine andere Art der Kurzsichtigkeit beginnt im Jugendalter. Außer diesen Formen, bei denen die Kurzsichtigkeit zwar zunimmt, aber nach einigen Jahren stagniert, gibt es die sogenannte bösartige Kurzsichtigkeit (progressive, maligne Myopie), die sich unverhältnismäßig rasch verschlimmern und – in den ungünstigsten Fällen – zu Erblindung führen kann. Bei dieser Krankheit vergrößert sich der Augapfel stark nach hinten, während die Aderhaut, die für die Versorgung des Auges zuständig ist, nicht mitwächst. In den schlecht „ernährten" Gebieten bilden sich spontan neue, wenig haltbare Blutgefäße. Unter körperlicher Belastung kann es zu Blutungen in dem Glaskörper kommen (→ 12.9). Bei mittelgradiger Kurzsichtigkeit (−2 bis −7) kann die Gefahr der Netzhautablösung bestehen.

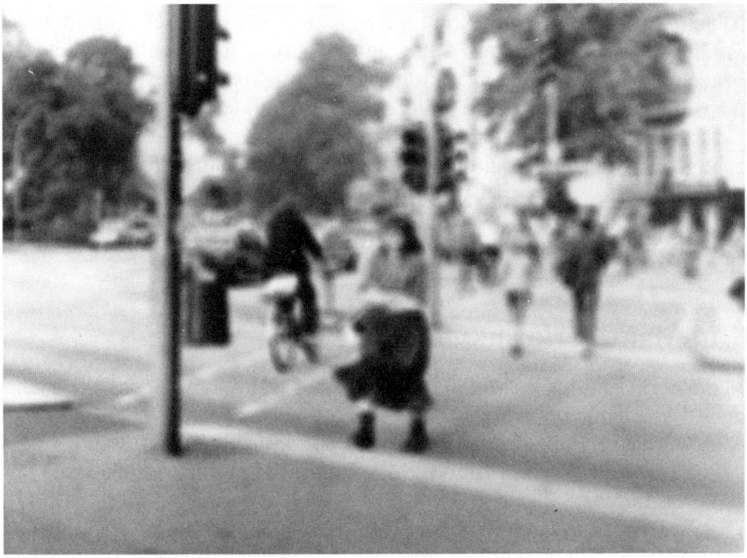

Abb. 7. Seheindruck eines Kurzsichtigen von einem Geschehen in der Ferne (Eigentlich müßte das Bild zum Rand hin noch unschärfer sein).

Hinweise: Die Kurzsichtigkeit ist durch entsprechende Brillengläser meist gut zu korrigieren. Allerdings müssen die Gläser wegen des Fortschreitens der Krankheit (Progredienz) öfter erneuert werden. Bei mittlerer und höhergradiger Kurzsichtigkeit gelingt der Ausgleich besser durch Kontaktlinsen. Da diese unmittelbar dem Auge aufliegen, verkleinern sie das Netzhautbild weniger als Brillengläser.
Auch bei leichter Kurzsichtigkeit sollte der Augenarzt den Augenhintergrund in regelmäßigen Abständen (je nach Befund vom Augenarzt zu entscheiden) beobachten, da die Gefahr der → Netzhautablösung bestehen kann.
Schüler ohne Brille, die beim Blick in die Ferne auffallend blinzeln, die Augen zusammenkneifen, über → asthenopische Beschwerden klagen oder das Tafelbild nicht erkennen, könnten kurzsichtig sein und sollten daher den Augenarzt aufsuchen. Verkleinernde Brillengläser weisen auf Kurzsichtigkeit hin. Auch Schielstellung kann die Folge dieses Augenfehlers sein. Für die Arbeit in der Schule sollte auf gute Beleuchtung geachtet werden. Durch die kontrastarmen Leuchtstofflampen ermüdet ein kurzsichtiger Schüler leichter. Bewährt hat sich die Kombination von Decken- und zusätzlicher blendfreier Arbeitsplatzbeleuchtung.

5.13 Linsenverlagerung

Die Linse ist verlagert, ohne daß sie ganz von ihrem Halteapparat gelöst ist. Bei Verlagerung nach vorn besteht die Gefahr des → grünen Stars (Sekundärglaukom) als Folgeerscheinung. Außerdem kann die Linsenverlagerung mit der bösartigen → Kurzsichtigkeit kombiniert sein. Die Folge des Abreißens der Linse von ihren Aufhängebändern – die Gefahr besteht meist nicht vor dem 2. Lebensjahrzehnt – ist vergleichbar mit der Linsenlosigkeit, der extremsten Form der → Weitsichtigkeit. Es ist heute üblich, mit Hilfe moderner Operationsmethoden die Linse rechtzeitig zu entfernen. Brille und/oder Kontaktlinsen gleichen die Weitsichtigkeit ähnlich wie bei operiertem grauem Star aus (→ Hinweise bei 5.7).

Hinweise: Da die Linse sich ständig hin- und herbewegt, wechselt das Sehbild fortwährend. Dadurch ist das Gesichtsfeld eingeschränkt und der Schüler erhöht blendempfindlich.

5.14 Makulaerkrankungen

Makulaerkrankungen (Makula = Stelle des schärfsten Sehens) können verschiedene Ursachen haben:
- entzündliche Prozesse (Toxoplasmose, Aderhautentzündung)
- Prellungsverletzungen (durch Schneeball, Tennisball, Steine usw.)
- Vererbung.

Die vererbbare Form tritt immer beidseitig auf. Sie kann schon angeboren sein, aber auch in jedem Alter erscheinen. Sie verschlimmert sich, in verschiedenen Endstadien kann ein unterschiedlich brauchbares Sehvermögen erhalten bleiben (Abb. 8). Meist wird das Farbensehen beeinträchtigt.

Abb. 8. Restsehvermögen bei fortgeschrittener Makulaerkrankung

Hinweise: Da die Stelle des schärfsten Sehens ausfällt, ist der Schüler beim Lesen und Schreiben auf vergrößernde Sehhilfen (Lupen, Fernsehlesegeräte usw.), große Schrift und gute Beleuchtung angewiesen. Wenn diese Hilfsmittel nicht mehr ausreichen, muß auf Blindentechniken umgestellt werden. Seine Orientierungsfähigkeit und sein Bewegungsverhalten sind kaum eingeschränkt, wenn er gutes peripheres Sehen (→ 5.6) hat.

5.15 Netzhautablösung

Die Netzhaut kleidet den Augapfel innen aus und ist nur an zwei Stellen mit ihm verwachsen. Bei einer Netzhautablösung hebt sie sich aus verschiedenen Gründen von ihrer Unterlage, der Aderhaut, ab, so daß sie nicht mehr ernährt wird. Dadurch stirbt sie an dieser Stelle ab. Hier ist dann kein Sehen mehr möglich. Es ist ein bleibender → Gesichtsfeldausfall entstanden (Abb. 9). Die Krankheit äußert sich nicht in Schmerzen, sondern durch plötzlich auftretende Sehstörungen (Blitze, Schleier- und Verschwommensehen, dunkle Flecke z. B.). Die Netzhaut muß durch Operation (mit Hilfe von Laserstrahlen) wieder auf ihrer Unterlage befestigt werden, weil sich sonst die ganze Netzhaut allmählich abhebt. Das würde totale Blindheit bedeuten. An den Stellen der Netzhaut, an denen sie durch Laserstrahlen auf ihrer Unterlage wieder befestigt wurde, ist kein Sehen mehr möglich. Deshalb treten bei wiederholtem Eingriff Gesichtsfeldausfälle auf.

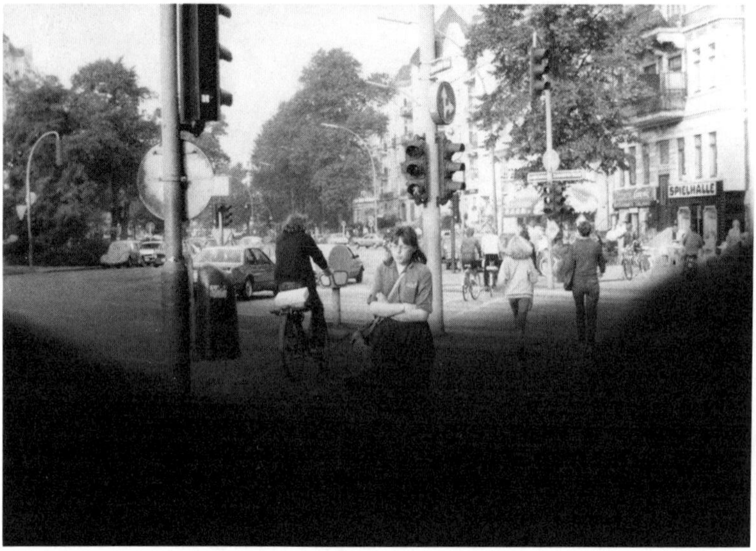

Abb. 9. Gesichtsfeldausfälle durch Netzhautablösung

Vorkommen
- bei → Kurzsichtigkeit
- nach schweren Schlägen auf das Auge
- infolge schweren Hebens oder starker Erschütterung
- evtl. nach Staroperationen
- bei → Kolobomen
- (im Alter).

Hinweise: Regelmäßige, individuell abgestimmte augenärztliche Kontrollen sind nötig. Obwohl man Kindern mit hochgradiger Myopie nicht ihren Bewegungsdrang in der Schule und auf Klassenreisen verbieten kann und sollte, sind im → Sportunterricht einige Übungen zu vermeiden, da sie eine Netzhautblutung oder auch eine Ablösung der Netzhaut herbeiführen könnten. Der Lehrer sollte bei Auftreten obengenannter Beschwerden den Schüler *sofort* zum Augenarzt befördern lassen.
Rodeln auf buckligen Pisten, Abfahrtsskilauf und Fahren mit schnellen Motoryachten können Netzhautschäden hervorrufen.

5.16 Pigmentdegeneration der Netzhaut

Diese fortschreitende, vererbbare Netzhauterkrankung kommt in verschiedenen Formen vor. Eine der Formen äußert sich in der Kindheit durch Nachtblindheit, was auf Ausfall oder Fehlentwicklung der Stäbchenzellen in der Netzhaut zurückzuführen ist. Nach Bildung eines ringförmigen → Gesichtsfeldausfalls um die

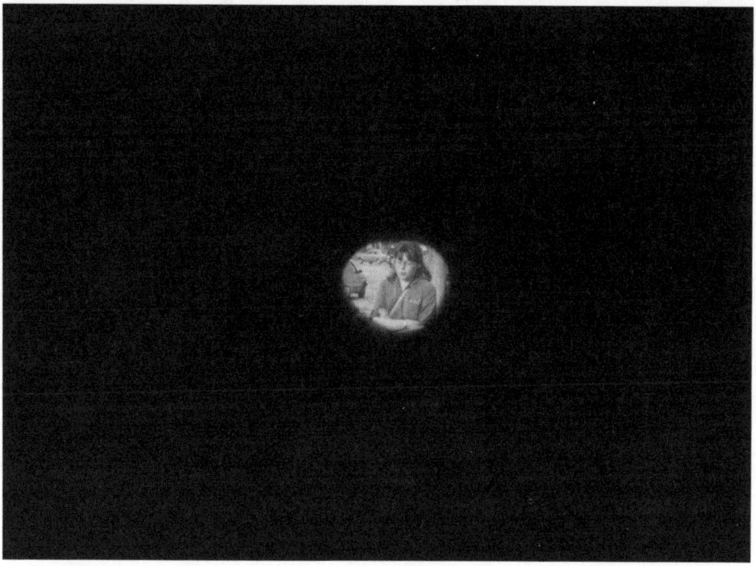

Abb. 10. Röhrenförmiges Gesichtsfeld bei fortgeschrittener Pigmentdegeneration der Netzhaut

Stelle des schärfsten Sehens herum bleibt schließlich nur ein röhrenförmiges Gesichtsfeld übrig (Abb. 10).

Hinweise: Die zentrale Sehschärfe ist oft sehr gut, aber infolge der starken Einengung des Gesichtsfeldes kann der Schüler sich nicht visuell in einem Raum zurechtfinden. Oft treten auch Störungen des Farbensehens und Neigung zu → grauem Star (Katarakt) auf.

5.17 Pigmentmangel (Albinismus)

Durch eine erbliche Stoffwechselstörung fehlt der Körperfarbstoff (Pigment). Die Albinos (albus, lat. = weiß) haben weißblondes Haar, farblose Augenbrauen und Wimpern, rosafarbene Haut und eine hellblaue bis rötlich leuchtende Augenfarbe (Iris). Es gibt allerdings eine auf den Augenhintergrund beschränkte Form des Pigmentmangels, die äußerlich nicht erkennbar ist.

Hinweise: Die Kinder sind sehr → blendempfindlich. Sie tragen daher gewöhnlich eine getönte Lichtschutzbrille. Ihr Arbeitsplatz muß vor zu hellem Licht geschützt sein, evtl. durch Sonnenblenden. Die Sehschärfe ist meistens auf $1/10$ herabgesetzt. Kennzeichnend für P. ist auch das → Augenzittern. Bei Wanderungen und Sport im Freien besteht die Gefahr schweren Sonnenbrandes. Kopfbedeckung, lange Hose und Ärmel, u. U. sogar Handschuhe sind zum Schutz der Haut erforderlich.

5.18 Schielen (Strabismus)

Beim Schielen „rutscht" ein Auge entweder nach innen, außen, oben oder unten weg. Ursachen (u. a.):
- Störungen des Gleichgewichts der Augenmuskeln
- nichtkorrigierte → Weitsichtigkeit
- einseitige, hochgradige → Kurzsichtigkeit
- sehr schlechte Sehschärfe auf einem Auge, die nicht korrigiert ist.

Durch die Schielstellung eines Auges wird das scharfe Sehen auf diesem Auge nicht mehr trainiert. Dadurch verkümmert die Stelle des schärfsten Sehens. Das Auge wird sehschwach (→ 5.20). Schielen kann also funktionell einäugig machen. Dieser Schaden ist am besten bis zum fünften Lebensjahr behebbar. Eine Schielbehandlung ist im frühen Alter bald nach der Geburt oder in den ersten Lebensjahren am erfolgreichsten. Schielen ist nicht nur ein Schönheitsfehler, sondern kann recht umfangreich behindern (Verlust des räumlichen Sehens).

Hinweise: Wenn ein Auge schon sehschwach ist, ist das Kind als einäugig zu betrachten. Es können bei allen Sehanforderungen, in denen Entfernungen abgeschätzt werden sollen, Schwierigkeiten auftreten (→ Sportunterricht).

5.19 Sehnervenerkrankungen

Sie führen oft zu bleibenden Sehbeeinträchtigungen verschiedenen Grades: von leichter Verschleierung bis zur vollständigen Erblindung. → Gesichtsfeldausfälle (meist zentral) sind eine der Folgen. Je nach Erkrankungsursache kommen sie ein- oder beidseitig vor.

Ursachen u. a.:
- Vererbung (mit → Augenzittern)
- Schädelverletzungen
- Hirnerkrankungen
- Entzündungen der Hirnhaut (verschiedene Ursachen).

Sehnervenerkrankungen können kombiniert sein mit → grünem Star, → Makulaerkrankungen und → Farbsinnstörungen.

5.20 Sehschwäche, funktionelle (Amblyopie)

Die Sehschwäche kann einäugig oder beidseitig auftreten. Häufigste Ursachen:
- Schielen mit oder ohne Brechungsfehler
- Brechungsfehler auch allein (z. B. bei Hornhautverkrümmung; höherer Weitsichtigkeit; bei Kurzsichtigkeit oft auf organischer Grundlage, hier kann die Gefahr der → Netzhautablösung bestehen)
- Schädigung in dem Teil des Gehirns, der die Seheindrücke verarbeitet.

Nichtkorrektur oder Nichtbehandlung führen zu nichtreparabler Verminderung der Sehschärfe. Etwa bis zum 14. Lebensjahr ist die Behandlung möglich und wenigstens teilerfolgreich; die besten Heilchancen bestehen im frühen Vorschulalter.

Hinweise: Das gesunde Auge wird mit einem Pflasterverband zugeklebt, damit sich das sehschwache Auge wieder kräftigen kann. Bei längerer Behandlung wird wechselseitig zugeklebt, damit nicht noch durch das „Stillegen" das gesunde Auge sehschwach wird.
Viele Kinder weigern sich, mit Pflasterverband unter Kinder zu gehen. Der Lehrer oder Erzieher kann hier helfend eingreifen, indem er dafür sorgt, daß das behandelte Kind nicht zum Mittelpunkt von Hänseleien seiner Kameraden wird.
Kinder mit einseitiger Sehschwäche oder mit Pflasterverband sind im räumlichen Sehen eingeschränkt → Sportunterricht.
Wenn die Seheindrücke im Gehirn nur unzureichend verarbeitet werden können, dürfen die Sehschärfenwerte nicht mit denen anderer Sehgeschädigter verglichen werden: die Sehleistung ist schlechter.
Hilfsmittel müssen individuell ausprobiert werden.

5.21 Weitsichtigkeit (Hyperopie)

Das durch zu kurzen Augapfel bedingte unscharfe Sehen wird Weitsichtigkeit genannt. Im jugendlichen Alter kann geringe Weitsichtigkeit durch Linsenakkommodation ausgeglichen werden. Hierunter versteht man die Fähigkeit der Linse, sich entsprechend den Anforderungen unterschiedlich stark zu krümmen und auf diese Weise ein scharfes Bild auf der Netzhaut zu erzeugen. In jungen Jahren ist sie dazu noch besser imstande als in höherem Alter. Weitsichtige Kinder und Jugendliche können daher bei guter Akkommodationsreserve in Ferne und Nähe scharf sehen. Sie bezahlen dafür allerdings nicht selten mit Schielen. Starke Weitsichtigkeit, meist kombiniert mit Hornhautverkrümmung, wird häufig durch Akkomodation nicht kompensiert, weil dafür große Anstrengung erforderlich wäre. Die Abbildungsunschärfe kann zu beidseitiger → Sehschwäche (Amblyopie) führen, die unkorrigiert nach einiger Zeit nicht mehr rückgängig gemacht werden kann.

Hinweise: Die Weitsichtigkeit ist durch Brillen gut korrigierbar. Anzeichen für eine unkorrigierte Weitsichtigkeit können → asthenopische Beschwerden sein und/oder auch Schwierigkeiten beim Lesen und Schreiben oder das Schielen. Der Lehrer sollte dann einen Besuch beim Augenarzt empfehlen. Geringfügige Weitsichtigkeiten werden normalerweise nicht durch eine Brille korrigiert, weil das kindliche Auge sie wegen seiner guten Akkomodationsfähigkeit ohne Schwierigkeiten ausgleichen kann. Hat ein Kind dennoch Probleme beim Lesen und Schreiben oder beim Nahsehen, können andere Faktoren wie z. B. Lern- und Konzentrationsschwächen eine Rolle spielen. In diesem Fall könnte eine Brille auch bei geringfügiger Weitsichtigkeit helfen!

5.22 Schwanken der Sehleistung

Allgemein sollte berücksichtigt werden, daß die Sehleistung vieler Menschen, besonders die sehbeeinträchtigter, im Tages- und Jahresverlauf wechseln kann. Aber auch von einem Tag zum anderen, unter Einfluß von Medikamenten oder von äußeren Faktoren oder durch das Augenleiden selbst kann die Sehleistung stark schwanken.
Noch einmal sei darauf hingewiesen, daß zuweilen auffallende Unterschiede zwischen dem Sehvermögen im Nahbereich und dem Sehvermögen in die Ferne bei demselben Schüler bestehen.

Reflexion

6. Der Schüler mit Sehschwierigkeiten im sozialen Umfeld

Lernen im Unterricht vollzieht sich fast immer in sozialen Handlungen. Nur ganz selten gibt es Arbeitsphasen, in denen der Schüler ganz auf sich gestellt ist. Der Bezug zu Mitschülern und Lehrern, das gemeinsame Handeln, wird noch deutlicher im außerunterrichtlichen Schulleben: in den Pausen, bei Ausflügen, bei Klassenreisen und meist auch auf den Schulwegen.

Eine angemessene und situationsgerechte Reaktion auf Handlungen anderer Menschen ist nur möglich, wenn man die Situation überblickt. Überblick ist letztlich eine geistige Leistung, sie setzt jedoch meistens das Sehen voraus. Denn wichtige Teile sozialer Handlungen sind sehr häufig nichtsprachlicher Art:

- Mienenspiel und Gestik
- ausdrücklich verabredete oder innerhalb einer Kultur übliche Zeichen (z. B. im Verkehr, Sport)
- Handlungsvollzüge ohne sprachliche Erläuterungen.

Diese nichtsprachlichen Handlungsteile muß derjenige wahrgenommen haben, der angemessen reagieren will, der die soziale Handlung mit einem eigenen Beitrag weiterführen will.

Ein Schüler mit Sehschwierigkeiten wird in vielen Situationen nicht voll im Bilde sein, er wird Teile des vorangegangenen Handlungsablaufs nicht oder nicht vollständig wahrgenommen haben. Der im Grundsatz berechtigte Wunsch, von Lehrern und Mitschülern als „normal“ angesehen und angenommen zu werden, führt vielfach zu sozial-emotionalem Anpassungsdruck. Dieser Schüler mit Seheinschränkungen wagt dann z. B. nicht zu äußern, daß er Teile der Handlung nicht oder nur ungenau wahrgenommen hat. Statt dessen entspricht er, ohne den vollen Überblick gewonnen zu haben, der Erwartung der übrigen an der Handlung Beteiligten: er trägt selbst zur Handlung bei. Wenn diesem Kind oder Jugendlichen aufgrund seiner Sehminderung wesentliche Informationen gefehlt haben, ist sein Handlungsbeitrag wahrscheinlich nicht situationsgerecht; er wird von den anderen als falsche Reaktion auf den vorgegebenen Zusammenhang, möglicherweise als dumm oder lächerlich empfunden.

Wenn ein sehbeeinträchtigter Schüler also nicht zu erkennen gibt, daß ihm ein Handlungszusammenhang unklar ist, weil er den Anschein des „Normalen“ erwecken will, so erreicht er häufig das Gegenteil: er wird von Lehrern oder Mitschülern leicht für unkonzentriert oder gar dumm und sein Verhalten für lächerlich oder – wenn er jemand übersieht – für arrogant gehalten. Derartige Situationen können während des Unterrichts entstehen:

- wenn ein Schüler mit Sehschwierigkeiten nicht erkennen kann, was an der Tafel steht, und seine Unfähigkeit nicht mitteilen mag;
- wenn dieser Schüler einen Unterrichtsversuch oder einen dargebotenen Gegenstand nicht in allen wichtigen Einzelheiten wahrgenommen und deshalb falsch gedeutet hat (gewisse Interpretationen können Anlaß zur Belustigung sein. Die Folge: der Schüler macht sich lächerlich);
- wenn dieser Schüler Text- oder Bildmaterial nicht genau genug erfaßt und unsichere oder vage Antworten gibt oder Vermutungen äußert, statt anzugeben, was er nicht sehen kann.

Aber auch außerunterrichtliche Unternehmungen können Anlaß zu Mißdeutungen und Fehleinschätzungen sein: z. B.

- wenn ein Schüler mit Sehschwierigkeiten bei der Orientierung in fremder Umgebung in andere als die gesuchten Räume gelangt;
- wenn dieser Schüler Personen übersieht, die von ihm eine Reaktion, z. B. einen Gruß erwarten;
- wenn dieser Schüler Personen oder Sachen versehentlich anstößt, denen ein Vollsehender ausgewichen wäre.

Der Anpassungsdruck kann auch die gegenteilige Reaktionsweise auslösen: der Jugendliche oder das Kind mit Sehproblemen ist geneigt, alles Versagen und alle Fehlleistungen auf die Sehbehinderung zurückzuführen. Ein solcher Erklärungsversuch kann für den Betroffenen entlastend wirken, verstellt ihm aber den Blick auf die Wirklichkeit, auf die tatsächlichen Ursachen für Fehlleistungen wie z. B. mangelnde soziale Fertigkeiten oder zu große Ichbezogenheit, geringe Konzentration oder schlechte Arbeitshaltung, intellektuelle Überforderung oder umweltbedingte Fehleinstellung zu den Anforderungen der Schule.

Lehrer und Eltern können dem Schüler mit Sehschwierigkeiten helfen, indem sie

- ihn ermuntern und immer wieder erinnern, seine Sehprobleme mitzuteilen, wenn sie eine situationsgerechte Reaktion und Mitarbeit erschweren oder verhindern;
- darauf dringen, daß die vorhandenen spezifischen Hilfsmittel immer, wenn sie entlasten können, benutzt werden;
- den Schüler mit Sehproblemen ermutigen, in für ihn unübersichtlichen Situationen um zusätzliche Informationen und nötigenfalls um Hilfe zu bitten;
- ihn davon zu überzeugen versuchen, daß es für ihn, langfristig betrachtet, hilfreicher ist, offen zu sagen, wenn er wegen nichtgemachter Hausaufgaben, wegen Verständnisschwierigkeiten, Unkonzentriertheit oder Gedankenlosigkeit Anforderungen nicht erfüllen kann, als stets auf die Sehbehinderung auszuweichen;
- ihn darin unterstützen, seine Stärken angemessen ins Spiel zu bringen;
- ihn anleiten, Situationen zu vermeiden, die er voraussichtlich nur sehr unvollkommen oder gar nicht bewältigen kann, und – sehr wichtig! – sein Fernbleiben oder seinen Rückzug zu erklären;
- ihm helfen, Situationen so zu gestalten oder so an ihrer Gestaltung mitzuwirken, daß er zumindest wesentliche Teile bewältigen kann;
- ein Verständnis in ihm dafür wecken, daß Teilnahme an gewissen schulischen oder außerschulischen Veranstaltungen (für einige Sehbehinderte z. B. be-

stimmte Sportveranstaltungen) bei ihm selbst und/oder bei den Mitschülern eher Enttäuschungen als Befriedigung bringen kann;
- ihn darin bestärken, auch einmal auf Teilnahme zu verzichten oder nur dabeizusein, ohne mitzumachen; denn das soziale Zusammenspiel zwischen ihm und anderen Beteiligten wird meist erheblich belastet, wenn die Beteiligung nachdrücklich durchgesetzt wird und der Schüler mit Sehschwierigkeiten versagt oder sich lächerlich macht. Allerdings sollte er versuchen, eine Ersatzmöglichkeit anzubieten oder zu suchen. Bei deren Erprobung sollten Lehrer und Eltern aktive Hilfe geben.

Die Sehprobleme gegenüber der Umwelt zu verstecken und zu leugnen führt also nicht nur zu Mißverständnissen und unangemessenen Reaktionen der Umwelt. Solch Verhalten verhindert auch, daß der Mensch mit Sehschwierigkeiten als „normal“ in allen Bereichen außer dem Sehen angesehen wird, als Junge oder Mädchen mit den verschiedensten Interessen und Fähigkeiten, mit positiven und weniger wünschenswerten Charakterzügen. Ständiges Verstecken der Sehprobleme und die daraus folgende Notwendigkeit, Versagenssituationen anders als durch Sehschwierigkeiten zu erklären, gefährdet auch die Persönlichkeitsentwicklung und eine richtige Einstellung zum eigenen Ich bei dem Kind oder Jugendlichen mit Sehproblemen.

7. Der Schüler mit Sehschwierigkeiten in der Klasse

Der Klasssenraum ist für den Schüler der Ort, wo er Kenntnisse vermittelt bekommt. Er ist aber auch die Umgebung für vielerlei soziale Aktivitäten und damit ein Platz, an dem er sich ständig orientieren muß, wenn er am Geschehen teilhaben will. Diese Orientierung vollzieht sich zum großen Teil mit den Augen; der Schüler mit Sehschwierigkeiten hat also entsprechend der Art und dem Grad seiner Sehstörung Schwierigkeiten, immer voll im Bilde zu sein.

Folgende Maßnahmen könnten die Lernbemühungen unterstützen:

7.1 Der Schüler mit Sehschwierigkeiten sollte den für ihn günstigsten *Sitzplatz* erhalten.
Wichtige Gesichtspunkte bei der Platzwahl sind:

7.1.1 Ist der Platz richtig beleuchtet?
Einige Sehbehinderte (z. B. Albinos und Personen mit grauem Star) sind sehr blendempfindlich; sie sollten sich vor unmittelbarer Sonneneinstrahlung oder Spiegelungen durch einen Fenstervorhang schützen können. Andere Schüler mit Sehschwierigkeiten bringen ihre beste Sehleistung nur, wenn der Platz gut ausgeleuchtet ist. Eventuell muß eine zusätzliche Lampe (Klammerleuchte) am Tisch des Schülers angebracht werden (→ Anhang 4). In jedem Fall sollte der Schüler ausprobieren und angeben, wo in der Klasse und wie er am besten sieht.

7.1.2 Von wo aus kann der Schüler mit Sehschwierigkeiten die Tafel sehen?
In der Regel gelingt es einem Schüler mit stärkeren Sehschwierigkeiten – wenn überhaupt – nur, aus der ersten Reihe das Tafelbild einigermaßen deutlich wahrzunehmen. Er sollte auch hierüber selbst Auskunft geben. Wenn der Schüler ein Fernrohr benutzt, ist evtl. ein anderer Platz günstiger. Auch dieses ausprobieren lassen.

7.1.3 An welcher Stelle der Klasse kann der Schüler mit Sehschwierigkeiten dem Unterrichtsgespräch und den Erklärungen des Lehrers mühelos folgen?
Gerade wenn ein Schüler einen Text auf der Wandtafel nicht lesen kann, ist er in der Klasse in hohem Maße auf akustische Informationen angewiesen. In sehr vielen Klassen hört ein Schüler in den letzten Reihen nicht mehr alles, was für den Unterrichtsfortgang wichtig ist.

7.1.4 Von welchem Platz aus kann der Schüler mit Sehschwierigkeiten an seine Hilfsmittel herankommen, ohne den Unterrichtsablauf zu stören?
Besondere Hilfsmittel des Sehbehinderten, die nicht in die Schultasche passen, wie eine Schreibmaschine, eine große Lupe, Anschauungsmaterial

usw. sollten in einem verschließbaren Schrank untergebracht werden. Zu diesem Schrank sollte der Schüler gelangen können, ohne daß Mitschüler aufstehen müssen.

7.1.5 Ist der Tisch für die Bedürfnisse des Schülers mit Sehschwierigkeiten geeignet?
Wenn der Schüler mit Sehproblemen viel Raum für zusätzliche Hilfsmittel während des Unterrichts benötigt, reicht ein üblicher Schülerplatz u. U. nicht aus. Sehbehinderte Schüler, die den Kopf sehr nahe an den zu lesenden Text annähern, müssen mit Schädigungen des Rückgrats rechnen. In beiden Fällen ist empfehlenswert, einen Einzeltisch mit verstellbarer Tischplatte zu beschaffen. Außerdem sollte geprüft werden, ob ein Konzepthalter, der am Tisch befestigt wird (→ 10.2.5), die Haltung verbessern kann (Adressen → 13). Allerdings ist zu bedenken, daß ein Schüler an einem Einzeltisch isoliert ist.

7.2 Es gibt Schüler mit Sehschwierigkeiten, die trotz günstigem Sitzplatz das *Tafelbild* nicht erkennen können. Häufig hilft schon ein besserer Kontrast: der Lehrer benutzt gelbe Kreide, und er achtet darauf, daß die Tafel gründlich gereinigt ist. In solchen Fällen müssen Methoden der Informationsvermittlung verwendet werden, die sonst an Regelschulen unüblich sind:

7.2.1 der Schüler darf so nahe an die Wandtafel treten, daß er den Text, den Rechenturm, die Skizze, die Tabelle oder ähnliches erkennt (allerdings sollte er darauf achten, daß er seinen Mitschülern nicht den Blick versperrt);

7.2.2 der Schüler mit Sehproblemen bittet den neben ihm sitzenden Mitschüler, daß er dessen Heft einsehen darf, damit er das an die Tafel Geschriebene oder Gezeichnete aus diesem Heft übernehmen kann;

7.2.3 der Schüler mit Sehschwierigkeiten benutzt ein Monokular oder eine Fernrohrlupenbrille (Anpassen und Training durch Augenarzt und/oder Optiker und Rehabilitationslehrer oder Orientierungs- und Mobilitätstrainer. Wichtig ist, daß optische Hilfen in der Klasse ausprobiert werden);

7.2.4 der Lehrer verbalisiert (und buchstabiert, wenn nötig) alles, was er an die Tafel schreibt oder zeichnet;

7.2.5 ein Mitschüler liest dem sehbeeinträchtigten Schüler vor, was an der Tafel steht, oder stellt während des Abschreibens eine Durchschrift her, die der Schüler mit Sehschwierigkeiten erhält (Kohle- und Schreibpapier hält der sehbeeinträchtigte Schüler bereit);

7.2.6 der Schüler mit Sehproblemen erhält die Genehmigung, mit Hilfe des schuleigenen Kopiergerätes Unterlagen (Original des Lehrers, Heft eines Mitschülers, Folien vom Overhead-Projektor) für seine Zwecke kostenlos zu kopieren oder kopieren zu lassen;

7.2.7 wenn der Schüler Schwarzschrift nicht mehr so lesen und schreiben kann, daß die Mitarbeit möglich ist (z. B. infolge einer fortschreitenden Netzhautveränderung oder einer plötzlichen Netzhautablösung), muß mit einem Fachmann über Umschulungsmöglichkeiten, d. h. über das Erlernen der tastbaren Punktschrift beraten werden. Auskunft erteilen die Blindenbildungseinrichtungen.

7.3 Der Schüler mit Sehschwierigkeiten sollte stets eine *Textvorlage* haben, die ihm die volle Mitarbeit ermöglicht. Wenn die gebräuchlichen → optischen Hilfsmittel (bestmögliche Brillen und Lupen verschiedener Art und Größe vom Augenarzt und/oder Optiker, Rehabilitationslehrer oder Orientierungs- und Mobilitätstrainer anpassen lassen!) den Schüler nicht in den Stand setzen, Texte und sonstige Vorlagen sicher zu erkennen und auszuwerten, können folgende Verfahren helfen:

7.3.1 der Lehrer bietet eine kontraststärkere Vorlage an (Abzüge von Blaumatrizen sind besonders kontrastarm und unscharf in den Konturen); er überläßt dem Schüler das Original, wenn gedruckt vorhanden, oder stellt eine gute Fotokopie her. Wachsmatrizen liefern bessere Kopien und vor allem eine meist gute Durchschrift auf der Matrizenrückseite;

7.3.2 der Lehrer bietet eine gelbe, rote oder grüne Klarsichtfolie an, die der Schüler auf den Abzug legt. Der Schüler muß selbst ausprobieren, ob eine derartige Folie hilft und welche Farbe für ihn die größte Verbesserung bringt. Dieses Hilfsmittel verstärkt, u. a. bei Augenzittern, den Kontrast;

7.3.3 der Schüler benutzt eine Leseschablone (besonders im Leseanfangsunterricht). Besonders bewährt hat sich ein Lesefenster in einer Klarsichtfolie. Das deutlich umrandete Fenster sollte zunächst nicht größer als zwei bis drei gedruckte Worte sein. Läßt sich leicht selbst herstellen und ausprobieren;

7.3.4 der zu vervielfältigende Text wird statt auf einer Schreibmaschine mit üblichen Schrifttypen auf einer Maschine mit großer Schrift (bei Typenradmaschinen nur entsprechendes Typenrad verwenden) geschrieben. Die größeren Schrifttypen erleichtern vielen sehbeeinträchtigten Schülern das Lesen;

7.3.5 der Zeilenabstand wird vergrößert (mindestens 1½zeilig, besser 2zeilig schreiben). Der Schüler verliert dann nicht so leicht die Zeile;

7.3.6 der Text wird mit Filzstift geschrieben (verschiedene Stärken und Farben ausprobieren lassen!). Die meisten sehbeeinträchtigten Schüler, auch die mit einer schwereren Sehschädigung, gewöhnen sich mit der Zeit an die Größe gedruckter Texte, wenn die Schrift nicht zu klein und/oder kontrastarm ist (z. B. Atlas, Abzüge von Blaumatrizen);

7.3.7 der gedruckte Text wird mit einem Vergrößerungskopierer vergrößert. Nachteil dieses Verfahrens:
Es muß zusätzliche Zeit für Herstellung und evtl. Beförderung eingeplant werden (→ 13.7);

7.3.8 der Text wird auf einen Tonträger (Kassette) gesprochen; der Schüler hört ihn – in der Klasse mit Ohrhörern – ab. Nachteile dieses Verfahrens:
- orthographisch schwierige Wörter müssen buchstabiert werden;
- das Wiederfinden von Textstellen ist für den sehbehinderten Schüler noch zeitaufwendiger als die Orientierung in einem gedruckten Text; folglich kann der Schüler einen langen Text während einer Klassenar-

beit (einer Schulaufgabe, eines Tests) kaum auswerten, wenn es darauf ankommt, genaue Belege aus dem Text zu ermitteln; auch Zeitzugaben helfen in solchen Fällen in der Regel nicht;
- fremdsprachliche Texte, die die sehenden Schüler als gedruckte Vorlage haben, verlangen vom Schüler mit Sehschwierigkeiten die zusätzliche Fähigkeit, eine Fremdsprache akustisch aufzunehmen;
- als Grundlage zur Mitarbeit im Unterricht ist der Tonbandtext nur geeignet, wenn er mindestens einen Tag vorher an den sehbehinderten Schüler ausgegeben worden ist; er kann dann zu Hause durchgearbeitet werden und ist in der folgenden Stunde, wenn auch nicht in allen Einzelheiten, verfügbar (allerdings: verständiges Hören muß trainiert werden);

7.3.9 der Schüler mit Sehschwierigkeiten benutzt eine elektronische Lesehilfe (ein Fernsehlesegerät).

Derartige Geräte sollten benutzt werden von Sehbehinderten, die
- auf eine 10- bis 20fache Vergrößerung angewiesen sind,
- Makula oder Sehnerverkrankungen, aber einen ausreichenden zusammenhängenden Sehfeldrest oder
- Hornhauttrübungen oder grünen Star mit verwertbaren Sehresten haben.

Bei Augenzittern und Linsentrübung sollte es ausprobiert werden (Hilfe von Fachleuten erforderlich).

Vorteile:
- der Schüler kann die für ihn optimale Vergrößerung einstellen (bis 60fach);
- er kann einen vorgelegten Text sofort lesen.

Nachteile:
- eine elektronische Lesehilfe benötigt zusätzlichen Platz im Klassenraum;
- das Gerät muß vor unsachgemäßem Gebrauch und vor Beschädigungen geschützt werden;
- der am Gerät arbeitende Schüler bleibt an seinem Arbeitsplatz sozial stark isoliert.

Empfehlung: der Schüler, der aufgrund des augenärztlichen Gutachtens eine elektronische Lesehilfe von seiner Krankenkasse bezahlt bekommen kann, sollte dieses Gerät an seinem häuslichen Arbeitsplatz haben. Die Schule sollte für Tests, Klausuren, Stillarbeit etc. ein Gerät im Gruppenraum, falls vorhanden, oder einem anderen Raum aufstellen, der Schülern nur mit besonderem Schlüssel zugänglich ist;

7.3.10 notfalls wird der Schüler sich einen Text von Angehörigen oder Klassenkameraden vorlesen lassen können, wenn er ihn rechtzeitig vorher erhält. Auch hierbei gilt allerdings, daß aus der Erinnerung heraus nicht so genau zitiert werden kann wie aus einem Text, den der Schüler unmittelbar lesen kann.

7.4 Schüler mit Sehschwierigkeiten sollten Verständnis dafür finden, daß sie manchmal nicht wie vollsehende Kinder und Jugendliche *schreiben* können. Einigen von ihnen fällt es schwer

- die Linierung des Heftes oder des Papierbogens zu sehen und beim Schreiben die Linie zu halten;
- ordentlich und gut lesbar zu schreiben (d. h. die Buchstabengrößen und -abstände sind oft ungleich, und der Schriftzug ist unsicher und unausgeglichen).

Solche Schüler können ihr Schriftbild verbessern, wenn

- sie ein Heft mit kräftigen, eventuell auch roten Linien benutzen (ausprobieren!),
- sie sich der Führungshilfe eines Schreibgitters bedienen,
- sie so groß schreiben, daß sie das Geschriebene kontrollieren können,
- sie Filzstifte statt Kugelschreiber o. ä. verwenden (insbesondere bei Mathematikaufgaben und Formeln),
- sie üben, gut lesbar zu schreiben,
- sie eine Schreibmaschine benutzen (aber nicht als Ersatz für eine Handschrift, sondern als zusätzliche Möglichkeit).

Für Schriftgröße und geeignete Lineaturen bei sehbehinderten Schülern gilt:

- im Laufe der Schuljahre sollte eine stete Verkleinerung der Schrift angestrebt werden,
- kräftigere Linien sollten nur angeboten werden, wenn es erforderlich ist.

7.5 Im *naturwissenschaftlichen Unterricht* kann dem sehbeeinträchtigten Schüler die Mitarbeit dadurch erleichtert werden, daß

- er so nah wie für ihn nötig an das Experiment herantritt, um möglichst genau beobachten zu können (wenn nicht Sicherheitsvorschriften dagegenstehen);
- so oft wie möglich Partner- oder Gruppenarbeit als Unterrichtsform gewählt wird, damit dieser Schüler durch die Zusammenarbeit mit (einem) Nichtbehinderten lernt, was er selbst bewältigt und für welche Aufgaben er Unterstützung braucht;
- er zumindest die Anordnung des Experiments vor oder nach dem Versuch kennenlernt, indem er die Apparaturen betrachten oder auch hilfsweise ertasten kann;
- Versuchsanordnung und Verlauf des Experiments präzise beschrieben werden. Die sprachlich genaue und vollständige Formulierung ist auch für viele vollsehende Schüler hilfreich und für den Lehrer die beste Lernerfolgskontrolle.

7.6 Der *Einsatz technischer Medien* wie Overhead- und Diaprojektor oder Episkop und die Vorführung von Filmen und Fernsehsendungen sollten des Schülers mit Sehschwierigkeiten wegen nicht unterlassen werden. Von einem mediengestützten Unterricht hat dieser Schüler allerdings den meisten Nutzen, wenn

- die Projektionsebene nicht zu hoch ist (z. B. über der Wandtafel), sondern etwa in Augenhöhe vor den Schülern liegt;
- Mitschüler oder Lehrer möglichst genau beschreiben, was es zu sehen gibt, falls nicht der Begleitton ausreichend kommentiert. Genaue sprachliche Darstellung optischer Eindrücke fördert auch die Sprachfähigkeit und Sachkompetenz der nichtbehinderten Schüler. Bei einigen Filmen ist fortlaufende Kommentierung (z. B. durch einen Sitznachbarn) sehr hilfreich;
- das über das Episkop projizierte Bild oder die im Overheadprojektor verwendete Folie dem Schüler überlassen wird, falls er die Projektion nicht deutlich wahrnehmen kann.

Alle Schüler, besonders aber die sehbeeinträchtigten, müssen lernen, genau zuzuhören, einem Film oder einer Fernsehsendung wichtige Informationen zu entnehmen, ohne daß das Bild umfassend und genau ausgewertet werden kann.

7.7 Hilfe des Lehrers oder eines Sitznachbarn, bei Hausaufgaben auch der Familienangehörigen, ist bei der *Arbeit mit Erdkunde- und Geschichtskarten und Schaubildern* notwendig. Entsprechend ihrer Sehschädigung können viele Schüler bedeutsame Einzelheiten der kartographischen Symbolik und die häufig sehr kleinen Buchstabentypen der Beschriftung nicht erkennen. Eine wesentliche Erleichterung bedeutet es in solchen Fällen, wenn wichtige Linien und Symbole durch Filzstiftzeichnung hervorgehoben werden. Wenn nicht in der Karte markiert werden kann, legt man eine Klarsichtfolie auf die Karte und zeichnet die gewünschten Linien nach.

Bei der Auswertung von Daten und Fakten, die einer Karte entnommen sind, und bei der Herstellung von Bezügen zu bisher Gelerntem ist das volle Sehvermögen meist nicht Voraussetzung für angemessene Mitarbeit im Unterricht. Wandkarten können einige dieser Schüler besser auswerten, wenn sie nahe genug an die Karte herantreten können und ausreichend Zeit zum Suchen haben.

Eine geringere Informationsdichte und damit eine leichtere Überschaubarkeit ist typisch für Karten in Zeitungen und Zeitschriften. Auch ältere topographische und historische Karten sind häufig einfacher zu deuten.

7.8 Bei *Klassenarbeiten (Schulaufgaben), Klausuren, Tests* usw. muß man den zusätzlichen Zeitaufwand in Rechnung stellen, den ein Schüler mit Sehschwierigkeiten in der Regel hat, um eine Vorlage auszuwerten und Ergebnisse niederzuschreiben. Dieser Zeitaufwand hängt hauptsächlich ab

- von Art und Qualität der Vorlagen,
- von den Techniken des Schülers und der Sicherheit, sie zu beherrschen,
- und natürlich von Voraussetzungen, die auch bei nichtbehinderten Schülern unterschiedlich sind.

Schüler mit Sehproblemen brauchen unter Umständen doppelt soviel Zeit wie die übrigen Schüler (also statt einer Schulstunde zwei). Zusätzliche Arbeitszeit soll die Chancenungleichheit mindern, die eine Folge der Sehbehinderung ist. Wenn also Arbeitsplatz, Arbeitsmittel und Techniken

optimal sind, kann ein sehgeschädigter Schüler bei bestimmten Aufgabenstellungen eventuell auch genauso schnell zum Ende kommen wie seine Mitschüler. Wenn die übrige Klasse z. B. 45 Minuten benötigt, reicht es häufig aus, eine große Pause vor oder nach der für alle Schüler festgesetzten Arbeitszeit einzubeziehen. In jedem Fall ist eine flexible, den tatsächlichen Notwendigkeiten angepaßte Lösung anzustreben. Der Lehrer sollte den nichtbehinderten Schülern erläutern, weshalb für den Schüler mit Sehschwierigkeiten abweichende Bedingungen gelten. Falls für diesen Schüler eine zusätzliche Aufsicht benötigt wird, bietet sich an,
- einen Kollegen, der eine Freistunde hat, einzusetzen (er kann nebenbei arbeiten! Wichtig: Raum beschaffen);
- den Schüler im Gruppenraum – wenn vorhanden – weiterarbeiten zu lassen;
- die Schulleitung zu bitten, den Schüler in einem Dienstzimmer seine Arbeit fertigstellen zu lassen. Es ist selbstverständlich, daß zusätzliche Arbeitszeit nicht hilft, eine ungeeignete Vorlage (zu kleiner, kontrastarmer Druck, zu schwer überschaubare Tabelle, Karte mit minutiösen Details) angemessen auszuwerten.

Die Korrekturanmerkungen des Lehrers an Schülerarbeiten stellen häufig ein Problem dar. Eine Absprache sollte klären, ob dem Schüler am besten geholfen ist, wenn
- der Lehrer größer als üblich schreibt,
- der Lehrer seine Korrekturen mündlich erläutert
- oder der Schüler selbst dafür sorgt, daß ihm die Korrekturen vorgelesen werden.

7.9 Das *Verhalten des Lehrers* gegenüber dem Schüler mit Sehschwierigkeiten ist von ausschlaggebender Bedeutung für die Stellung dieses Schülers in der Klasse. Die emotionalen und sozialen Beziehungen innerhalb der Klasse und zwischen Lehrer und Klasse entwickeln sich am besten, wenn der Lehrer ganz selbstverständlich vermittelt, daß er den Schüler mit den Sehschwierigkeiten genauso akzeptiert wie die anderen Schüler, daß die Seheinschränkungen des einen Schülers für ihn Probleme sind, die gemeinsam gelöst werden können.

Der Lehrer hilft diesem Schüler am besten, wenn er an folgendes denkt:
- Lehrer und Schüler können die Sehbeeinträchtigung und ihre Folgen nur richtig einschätzen und ihr eigenes Verhalten darauf einstellen, wenn sie ausreichend informiert sind.
- Der betroffene Schüler sollte, sobald er in die Klasse eintritt, selbst Gelegenheit erhalten darzustellen, daß er nicht so gut sieht wie die meisten anderen, welche Hilfsmittel er in der Klasse benutzt und welche konkreten Schwierigkeiten er hat.
- Eine gemeinsame Beratung sollte klären, wie man Probleme lösen kann.
- Auch in späterer Zeit auftretende Unklarheiten und Meinungsverschiedenheiten, bei denen der Schüler mit Sehproblemen eine Rolle spielt, sollten offen ausgetragen werden.

- An den sehbehinderten Schüler werden grundsätzlich in allen Bereichen die gleichen Erwartungen gestellt wie an die übrigen Schüler (z. B. Pünktlichkeit, Erfüllung von Pflichten, Mitarbeit im Unterricht); Sonderbedingungen müssen als Folge der Sehbeeinträchtigung erkennbar sein.
- Die Klasse (Lerngruppe) sollte nicht gezwungen werden, auf etwas, was ihr viel bedeutet (Radtour, Ballspiele, Filmbesuch u.a.) zu verzichten, weil der Schüler mit Sehproblemen eventuell nicht mitmachen kann.
  Wenn es tatsächlich für diesen Schüler keine Form der aktiven Teilnahme gibt, ist es besser, daß *ein* Schüler passiv bleibt, als daß eine ganze Gruppe ihn als den Schuldigen dafür ansieht, daß ihr ein Vergnügen entgangen ist. Der Nichtbeteiligte sollte überlegen, ob er andere Unternehmungen vorschlagen kann, bei denen er mitmachen kann.
- Jede Äußerung des Mitleids und jede nicht notwendige Hilfe eines Mitschülers sollten freundlich unterbunden werden, damit der Schüler mit Sehproblemen sich so selbständig und so selbstverständlich wie möglich entwickelt.
- Wenn dieser Schüler dazu neigt, seine Sehprobleme zu verleugnen, indem er z. B. notwendige Sehhilfen (Brille, Lupe) nicht verwendet oder nicht zugibt, daß er etwas nicht sieht, ist ein verständnisvolles, aber bestimmtes Gespräch mit ihm notwendig.
  Man wird diesen Schüler dabei unterstützen, wenn er so wenig wie möglich auf seine Sehprobleme aufmerksam machen will; der Lehrer wird aber durchsetzen müssen, daß der Schüler zumindest ihm gegenüber seine Schwierigkeiten klar benennt und vorhandene Hilfsmittel benutzt.
- Ein Schüler mit Sehschwierigkeiten nimmt Ereignisse, die in einiger Entfernung von ihm stattfinden, häufig nicht wahr. Das gilt sowohl für Schüleraktivitäten als auch für non-verbale Hinweise des Lehrers (Kopfnicken, Zeichen mit dem Arm usw.). Mitschüler und Lehrer sollten sich daran gewöhnen, verbale Hinweise zu geben.
- Möglicherweise gewinnen die Mitschüler eines sehbeeinträchtigten Schülers Interesse für Fragen des Sehens und der Sehbehinderung. In der Biologie (Auge), in der Physik (Optik), in der Sozialkunde/Politik (Themenbereiche: Minderheiten, Vorurteile) und im Fach Deutsch könnte der Unterricht die Fragen aufnehmen.
  Hilfe kann eine Schweizer Unterrichtseinheit geben: Sehbehindert, blind – was heißt das? Informationsmappe für Lehrer. Lerneinheit für den Biologie- und Lebenskundeunterricht in 3 Heften mit praktischen Unterrichtsbeispielen.
  Herausgeber: Erziehungsdirektion des Kantons Zug, Schweiz.

7.10 Die psychophysische Belastung des sehbeeinträchtigten Schülers kann durch geringe *Veränderungen des Unterrichtsablaufs* erheblich verringert werden:

- Sehanforderungen im Unterricht sollten in ihrer Art häufiger wechseln. Durch Änderung der Arbeits- und Sozialform kann ein Übergang vom

Nahsehen zum Sehen in die Ferne eintreten. Auf Sehpausen ist besonders bei jüngeren Kindern zu achten.

- Häufiger Gebrauch der Augen ist nicht nur unschädlich, er trainiert auch das Sehen. Aber eine zu lang andauernde gleichartige Tätigkeit überanstrengt die Augen und läßt den Schüler schneller ermüden.
- Schülern mit Sehschwierigkeiten sollte die Möglichkeit eingeräumt werden, Sehpausen ihren Bedürfnissen entsprechend einzulegen.
- Bei Unterrichtsdemonstrationen sollten dem Schüler nach Möglichkeit Gegenstände in die Hand gegeben werden. So lassen sich die anderen Sinne (vor allem der Tastsinn) miteinbeziehen. Auge, Tastsinn und u.U. auch das Ohr arbeiten zusammen, um Einzelheiten des vorgegebenen Objekts optimal wahrzunehmen.
- Bei komplexen Lernprozessen der höheren Klassenstufen sollte der Schüler den Rahmen der Unterrichtseinheit kennen, und er sollte wissen, was das Ziel der Unterrichtsarbeit einer Stunde ist (das gilt für anspruchsvolle Interpretationsaufgaben, bei naturwissenschaftlichen Experimenten, historischen und literarischen Texten etc.). Auf diese Weise verliert ein Schüler mit Sehschwierigkeiten nicht so leicht den Zusammenhang, wenn ihm Einzelheiten entgehen.
- Da ein Sehbehinderter mittleren oder höheren Grades komplexe optische Zusammenhänge langsamer überschauen kann, sollte der Schüler genügend Zeit erhalten, selbst Einzelheiten zu erkennen und zusammenzusetzen, um das Wesentliche herauszuarbeiten.

8. Der Schüler mit Sehschwierigkeiten im Schulgebäude, auf dem Schulgelände und auf dem Schulweg

In bekannter Umgebung findet sich auch ein stark sehbehinderter Schüler zurecht. Allerdings kann es sein, daß er etwas Hilfe braucht, damit Schulgebäude und Schulgelände für ihn zur bekannten Umgebung werden. Wenn der Schüler mit Sehschwierigkeiten zum selben Zeitpunkt wie alle Mitschüler in die Klasse eintritt, bietet sich an, das Schulhaus spielerisch in Form einer Rallye kennenzulernen. Bei späterem Eintritt sollte der Lehrer oder ein Mitschüler einen Rundgang mit dem Schüler, der Sehschwierigkeiten hat, machen und wichtige Räume zeigen: Toiletten, Sekretariat, Zimmer der Schulleitung, Lehrerzimmer.
Die Wiederholung des Rundgangs sollte dem Schüler Gelegenheit geben zu zeigen, was er gelernt hat. Fachräume findet ein neuer Schüler am besten, wenn er sich an einen Mitschüler, z. B. den Sitznachbarn hält.
Schüler mit Gesichtsfeldausfällen können gelegentlich Hindernisse übersehen. Aus diesem Grund sollte ein solcher Schüler z. B. darauf aufmerksam gemacht werden,

- wo häufiger Fahrräder im Weg stehen oder liegen,
- auf welchen Wegen, Gängen, Treppen Schüler ihre Taschen unbeaufsichtigt abstellen,
- wo durch Bauarbeiten und ähnliches unvermutete Orientierungsschwierigkeiten auftreten könnten.

In der Klasse sollten sich auch alle daran gewöhnen, Klassen- und Schranktüren, Fenster und Wandtafeln nur ganz geschlossen oder ganz offen zu halten, besonders wenn einer der Schüler starke Gesichtsfeldausfälle hat.
Eine Hilfe für alle Schüler bedeutet es, wenn Treppen und Treppengeländer, besonders aber die Türrahmen farblich abgehoben sind und die Raumnummern deutlich und nicht zu hoch (Augenhöhe!) angebracht sind.
Bei Feueralarmübungen hält sich der Schüler mit Sehproblemen, falls er den Fluchtweg nicht in jedem Fall ganz sicher findet, an den nächstbesten Mitschüler (nicht einen bestimmten: er könnte fehlen oder in Panik geraten).
Ein sehbeeinträchtigter Schüler kann seinen *Schulweg* allein zurücklegen. Allerdings sollte er ihn solange mit einem Begleiter üben, bis er auch alle schwierigen Stellen kennt und beherrscht.
Falls der Schüler so stark sehbehindert ist und die Gefahrenpunkte so schwer auszumachen sind, daß er in ernste Schwierigkeiten geraten könnte, sollte geprüft werden, ob er den Schulweg ganz oder teilweise mit Mitschülern zusammen zurücklegen kann. Auf diese Weise läßt sich ausschließen, daß der Schüler mit Sehproblemen in eine Sonderstellung gerät, die er hätte, wenn Mutter oder Vater ihn immer begleiteten. Mitschüler sind auch deshalb als Begleiter vorzuziehen, weil auf dem Schulweg sehr häufig Erlebnisse ausgetauscht, Verabredun-

gen für die Freizeit getroffen werden; manches Mal entwickeln sich so Freundschaften. Bei hochgradiger Sehbehinderung, etwa bei starken Gesichtsfeldeinschränkungen, ist dringend die Hilfe eines Mobilitätstrainers angeraten (Finanzierung durch die Krankenkasse; Adressen von Mobilitätstrainern über die Berufsvereinigung der Mobilitätslehrer, c/o Herrn Jochen Fischer, Flemingstraße 9, 2 Hamburg 60).

9. Unterrichtsgänge, Wanderungen und Klassenreisen

Entsprechend der Art und dem Grad der Sehstörung können Schüler mit Sehproblemen bei *Ausflügen* in unbekannte Gegenden auf Hilfe angewiesen sein. Der Lehrer sollte vor einer derartigen Unternehmung mit dem sehbeeinträchtigten Schüler besprechen, welche Unterstützung er braucht und wer sie geben kann. Vor allem muß gesichert sein, daß der Schüler mit Sehproblemen stets Anschluß an die Gruppe hält. Am besten bewährt sich neben der besonderen Aufmerksamkeit des Lehrers die Absprache mit ein oder zwei Mitschülern, die bei der ganzen Unternehmung mit diesem Jungen oder Mädchen zusammenbleiben. Falls der Schüler mit Sehschwierigkeiten dennoch den Anschluß zu verlieren droht, sollte er rechtzeitig laut rufen (das muß vorher mit ihm festgelegt werden).

Bei *Betrachtung naturkundlicher, künstlerischer und anderer Objekte* sollte ein solcher Schüler möglichst einen Platz einnehmen, von dem aus er den Gegenstand optisch erfassen kann. Das wird nicht immer gelingen, insbesondere dann nicht, wenn die Gegenstände nicht in den Nahbereich geholt werden können.

Als Lösung bietet sich an:

- der Sehbehinderte benutzt ein Monokular (der Optiker und Rehabilitationstrainer helfen, das geeignetste Gerät herauszufinden);
- der Fernbereich wird in den optischen Nahbereich geholt, indem dem Schüler mit Sehproblemen eine fotografische Aufnahme des Gegenstandes, der Gegend usw. in die Hand gegeben oder auch vor oder nach der Exkursion auf eine Projektionsfläche geworfen wird (Bilder von Klassenreisen vermitteln einem sehbeeinträchtigten Kind oder Jugendlichen häufig nachträglich einen einigermaßen angemessenen optischen Eindruck eines Panoramas, eines Ausblicks usw.; eine schnelle, wenn auch teurere Möglichkeit ist das Sofortbild der Polaroid-Kamera);
- Lehrer und Schüler beschreiben die wesentlichen Gegenstände. Durch eine präzise Verbalisierung wird – das sei noch einmal angemerkt – der sprachliche und gegenstandsbezogene Lernprozeß aller Schüler gefördert.

Bei *Museumsbesuchen* sollte der Lehrer vorher die Erlaubnis erwirken, in näheren Kontakt mit den Ausstellungsobjekten zu kommen; davon profitiert die gesamte Lerngruppe. Museumspädagogische Dienste oder andere Mitarbeiter von Museen sind meist sehr aufgeschlossen und hilfsbereit.

Eine *Fahrradtour* ist oft auch dann realisierbar, wenn der Schüler mit Sehschwierigkeiten sonst nicht radfährt. Am sichersten ist es, wenn der Lehrer oder ein geübter Radfahrer der Klasse ein Tandem steuert und dieser Schüler auf dem hinteren Platz sitzt. Tandems lassen sich häufig entleihen (Nachfrage beim Fahrradhändler oder Fremdenverkehrsamt).

Bei Orientierungsschwierigkeiten im *Schullandheim,* in der *Jugendherberge* und deren unmittelbarer Umgebung sollte ähnlich wie beim Erkunden eines neuen Schulgebäudes verfahren werden:

- bei einem Rundgang durch das Haus lernt der erheblich sehbehinderte Schüler die Gänge, wichtige Räume und die Ausgänge kennen (am besten zusammen mit Mitschülern);
- wenn in der Umgebung des Hauses besondere Gefahrenquellen vorhanden sind (Löcher, steile Ufer, Stacheldrahtzäune, Kellerschächte, unvermutet abwärts führende Treppen), sollte bei einer Geländeerkundung darauf hingewiesen werden.

Gemeinschaftsaufgaben (Tischdecken, Küchendienst etc.) sollte der Schüler mit Sehproblemen genauso übernehmen wie alle anderen.

Im allgemeinen sollte unter Beachtung von Sicherheitsregeln ein Schüler mit eingeschränktem Sehvermögen ebenso zu Erkundungen ermutigt werden wie ein vollsehender. Der Lehrer tut gut daran, die Aktivitäten des Kindes oder Jugendlichen mit Sehschwierigkeiten nur durch konkrete, als notwendig einsehbare Beschränkungen einzugrenzen und nicht aus unbestimmter Furcht, dem Schüler könnte etwas zustoßen, zu verbieten. Es gilt, Sicherheitsbedürfnis und Entwicklung zur Unabhängigkeit zum Ausgleich zu bringen.

10. Hilfsmittel

10.1 Optische Hilfsmittel

10.1.1 Brillen

Brillen verbessern bei vielen Augenleiden die Sehfähigkeit nicht oder nicht wesentlich. Wenn der Augenarzt jedoch eine Brille verordnet hat, hilft sie zumindest, einige Störungen beseitigen, meist aber, die Sehleistung entscheidend verbessern (z. B. bei→Kurzsichtigkeit, operiertem→grauen Star, →Hornhautverkrümmung, → Blendempfindlichkeit). Der Lehrer sollte sich in Zusammenarbeit mit den Eltern vergewissern, ob der Schüler, der in allen Situationen oder auch nur bei bestimmten Aufgaben Sehschwierigkeiten hat,

- eine Brille besitzt,
- diese Brille immer, wenn hilfreich, trägt (evtl. Nachfrage beim Augenarzt),
- die Brille regelmäßig auf ihre optimale Korrekturleistung überprüfen läßt (bei Jugendlichen ein- bis zweimal pro Jahr),
- vom Augenarzt erfahren hat, daß eine Brille keine Besserung bringt.

Schon leichte Kurzsichtigkeit, die mit Brille voll auskorrigierbar wäre, kann bewirken, daß der Schüler das Tafelbild nur verschwommen sieht. Da aber Kinder und Jugendliche Brillen häufig ablehnen, bedarf es oft der Überzeugungskraft und Konsequenz von Erwachsenen – in erster Linie natürlich der Eltern –, damit die Brille akzeptiert wird. Lehrer sollten die Hilfe des Schularztes bei der Überweisung an einen Augenarzt erbitten, wenn der Schüler und seine Eltern das Problem „Brille" nicht von sich aus lösen.
Wenn eine Brille getragen werden muß, kann man keine eindeutige Empfehlung zugunsten von Glas- oder Kunststoffgläsern geben. Beide haben ihre Vor- und Nachteile. Kunststoffgläser sind zwar kratzempfindlicher, aber speziell bei hoher Dioptrienzahl wesentlich leichter als Glasgläser. Die Kratzempfindlichkeit der Kunststoffgläser spielt aber heutzutage meist keine so große Rolle, weil man aus Modegründen die Brillen und damit ihre Gläser häufiger wechselt. Kunststoffgläser sind nicht unzerbrechlich, aber doch sehr viel stabiler. Gerade bei starken Gläsern für Kurzsichtige ist die geschliffene Mitte oft nur ein Millimeter stark, so daß entsprechende Glasgläser leicht zerbrechlich sind.

Die optische Industrie entwickelt immer neue Brillensysteme:
- Zweistärkenlupenbrillen,
- Lupenbrillen (Galileische Einzelsysteme für einäugigen oder beidäugigen Gebrauch),
- Fernrohrbrillen (für die Nähe mit Aufsteckglas),

- Prismen-Lupenbrillen (Keplersches System; entweder für einäugiges oder beidäugiges Sehen einrichtbar),
- Fernrohrbrillen (Galileisches oder Keplersches System).

Brillen müssen gut angepaßt werden. Meist ist bis zum sicheren Umgang eine längere Phase der Gewöhnung notwendig.
Da Brillen aber ein geringes Gewicht haben und leicht zu transportieren sind, kann man sie im Unterschied zu vielen anderen Sehhilfen bei fast allen Gelegenheiten benutzen (→ auch 12.9.4).

10.1.2 Kontaktlinsen

Kontaktlinsen korrigieren oft besser als Brillen, weil sie auf dem Auge aufliegen (→ 5.12 „Hinweise"). Zugleich entfallen die Nachteile der Brille: Beschlagen, Einschränkung des Gesichtsfeldes durch das Brillengestell.
Kontaktlinsen sind jedoch problematisch, solange kein Material, kein Linsentyp und kein Pflegemittel frei von Nebenwirkungen oder ohne Gefahr für das Auge ist. Selbst bei sachgemäßer Benutzung können Reizungen und Entzündungen auftreten. Mit schwerwiegenderen Schädigungen ist zu rechnen, wenn die Linsen nicht vorschriftsmäßig getragen und gepflegt werden. Es empfiehlt sich keinesfalls, die Linsen länger als zwölf Stunden pro Tag im Auge zu belassen (ausgenommen solche, die ausdrücklich einen längeren Verbleib zulassen). Kontaktlinsen nutzen im Laufe der Zeit ab. Wer aus Sparsamkeitsgründen diese Tatsache ignoriert, bezahlt vielleicht später einen um so höheren Preis, nämlich mit der Gesundheit seines Auges: nicht selten kommt es zu Hornhautschädigungen, Gefäßeinpressungen in die Hornhaut u. ä. Man sollte Augen und Linsen unbedingt alle sechs Monate vom Augenarzt kontrollieren lassen und nicht eigenmächtig mit den verschiedenen Pflegemitteln herumexperimentieren.
Harte Kontaktlinsen sind anfangs nicht so gut verträglich wie weiche. Sie sind kleiner und können durch ruckartige Augenbewegungen herausfallen. In den letzten Jahren haben sich daher weiche Linsen zunehmender Beliebtheit erfreut. Aber die anfänglich gute Verträglichkeit ging häufig mit zunehmender Tragedauer verloren. Die Komplikationsrate ist so hoch, daß sie eigentlich kaum noch jemandem zu empfehlen sind.
Neue Materialien lassen die harten Linsen zugleich wieder interessanter erscheinen. Sie sind heute besser verträglich als früher und dazu haltbarer und widerstandsfähiger als weiche, also im Endeffekt preiswerter. Sehr gute Trageeigenschaften haben halbharte und die wesentlich verbesserten Silikonlinsen (z. B. von Wöhlk), die gegenüber den weichen Linsen den Vorteil haben, auch Hornhautverkrümmungen bis zu einem gewissen Grad auszugleichen und sauerstoffdurchlässig zu sein.

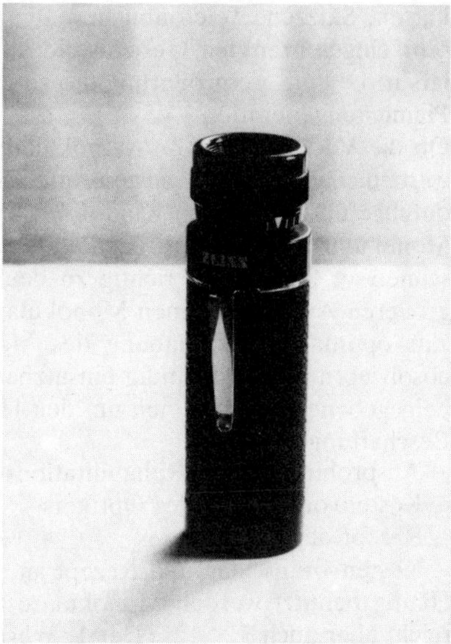

Abb. 11. Monokular

10.1.3 Monokular (Abb. 11)

Monokulare sind Ferngläser mit nur einem Tubus. Sie sind in ihren Abmessungen so handlich, daß sie von Schülern mit Sehschwierigkeiten in der zur Faust geballten Hand vor das Auge mit dem besseren Sehvermögen gehalten werden können. Besonders nützlich sind Monokulare für Schüler mit Sehproblemen im Fernbereich. Die Vergrößerung beträgt von ca. 3-fach bis zu 10-fach je nach Typ. Wichtig zu wissen ist, daß nicht immer die höchste Vergrößerung für den Schüler optimal ist, da mit zunehmender Vergrößerung der Ausschnitt kleiner wird. Zu beachten ist, daß bereits bei geringer Vergrößerung der Ausschnitt so stark eingeschränkt ist, daß auch in der Handhabung des Monokulars geübte Schüler für das Erfassen umfangreicher Texte oder Darstellungen an der Tafel oder auf einer Projektionsfläche mehr Zeit als der Vollsehende benötigen. Mittels einer Schärfenregulierung kann die Reichweite von ca. 0,5 m bis auf ∞ eingestellt werden. Dies ermöglicht Schülern, Sehprobleme im Klassenraum und bei der Orientierung in fremder Umgebung zu bewältigen:

- Lesen der Tafelaufzeichnungen
- Betrachten von Dias, Videoaufzeichnungen und Filmen
- Erkennen von Straßenschildern, Ampeln, Hausnummern, Busnummern und Richtungsanzeigen bei öffentlichen Verkehrsmitteln, Preisangaben in Schaufenstern u. a.

Auch im Nahbereich können Monokulare durch Aufsetzen eines durchsichtigen Tubus, der die Leseentfernung konstant hält, ähnlich einer Lupe benutzt werden. Dies ermöglicht das Lesen von kurzen Texten, das Betrachten von Land-

karten, Skizzen, Telefonbüchern, Fahrplänen u. ä. Schüler mit einem peripher sehr eingeschränkten Gesichtsfeld können durch die Umkehrung des Monokulars u. U. eine Vergrößerung des zu erfassenden Ausschnitts erreichen (z. B. bei Pigmentdegeneration → 5.16).
Ob die Verwendung von Monokularen sinnvoll ist, muß individuell ausprobiert werden. Dies wird am besten durch Sehbehindertenlehrer oder Mobilitätslehrer durchgeführt. In einem Kurs lernt der Schüler, wann es für ihn sinnvoll ist, ein Monokular zu benutzen, bestimmte Suchschemata anzuwenden, um ein Objekt schnell zu finden und richtig zu deuten. Auch in Optikergeschäften mit einer größeren Auswahl können Monokulare ausprobiert werden.
Zur optimalen Handhabung des Monokulars sollte der Schüler ein Training absolvieren. Um es ständig einsatzbereit zu haben, sollte er das Monokular am beigegebenen Trageriemen um den Hals tragen.
Beschaffung:
- Ausprobieren beim Rehabilitationstrainer oder Sehbehindertenlehrer
- Kostenvoranschlag des Optikers
- Rezept des Augenarztes
- Kostenvoranschlag und Rezept an die Krankenkasse.

Häufig benutzt werden Monokulare 6 × 20, 8 × 20 oder 8 × 30: nicht selten reicht aber auch 3 × 12. (Der 1. Wert gibt die Vergrößerung, der 2. den Durchmesser des Objektivs an, dieser bestimmt die eindringende Lichtmenge und den Bildausschnitt → 5.6.)

10.1.4 Lupen, Lesestäbe und Lesebänke

Lupen sind gefaßte, einfache Vergrößerungsgläser, die entweder eine Halterung mit Griff oder eine Vorrichtung zum Aufstellen haben. Welche Art und Stärke bei bestimmten Sehschwierigkeiten (→ 5) die beste Hilfe bietet, muß zusammen mit dem Fachmann (Augenarzt, Optiker, Sehbehindertenlehrer) ausprobiert werden. Eine knappe Darstellung der Vor- und Nachteile der gebräuchlichen Hilfsmittel dieser Art ist der Fachliteratur entnommen („Empfehlungen für den Unterricht in der Schule für Sehbehinderte“, herausgegeben vom Sekretariat der Ständigen Konferenz der Kultusminister der Länder in der Bundesrepublik Deutschland, Neuwied 1980, S. 30 f. und „Festschrift zur 25-Jahr-Feier der Sehbehindertenschule Nürnberg 25. 7. 1980. Hg. Blindenanstalt Nürnberg e. V., Brieger Str. 21, 8500 Nürnberg. Beide Zusammenstellungen sind in der Universitätsaugenklinik Heidelberg, Abt. Sozialophthalmologie, unter Leitung von Fr. Dr. A. Blankenagel erarbeitet worden). Da einige Augenärzte, Sehbehindertenlehrer und die optische Industrie auch Lupensysteme weiterentwickeln, sollte der stärker Sehbehinderte in jedem Fall die Beratung eines gut ausgestatteten Zentrums (z. B. die Sehbehindertenschule oder eine von ihr benannte Einrichtung) in Anspruch nehmen.

10.1.4.1 Lesestab (Abb. 12)

Vorteil

Der Lesestab ist billig und handlich und dient dazu, die Zeilen einzuhalten.

Nachteil

Er vergrößert in der Regel um das 1,5fache. Es gibt ihn aber auch mit 5facher Vergrößerung. Durch mehr vertikale als horizontale Vergrößerung entsteht ein in die Höhe verzogenes Schriftbild, das die Lesbarkeit einschränken kann.

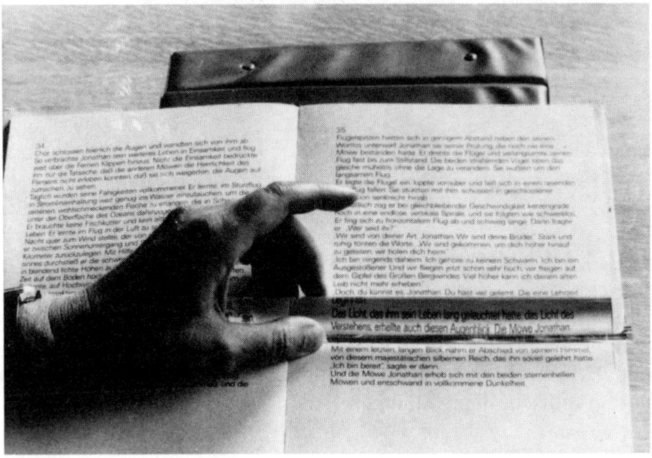

Abb. 12. Lesestab

10.1.4.2 Handlupe (Abb. 13)

Vorteil

Es gibt Handlupen bis zu 15facher Vergrößerung. Handlupen sind meist preisgünstig. Sie sind nicht platzaufwendig und leicht mitzuführen. Zum Teil sind sie mit Beleuchtung zu weiterer Verdeutlichung des Druckes versehen. Sie eignen sich zum Entziffern kleiner Texte, besonders unterwegs.

Nachteil

Mit zunehmender Vergrößerung verkleinert sich das Sehfeld. Bei starker Vergrößerung ist fließendes Lesen daher nicht möglich. Da die Lupen laufend horizontal und vertikal verschoben werden müssen, hemmen sie den Lesefluß. Der Abstand zum Druck ist nicht immer fixiert. Die führende Hand ermüdet.

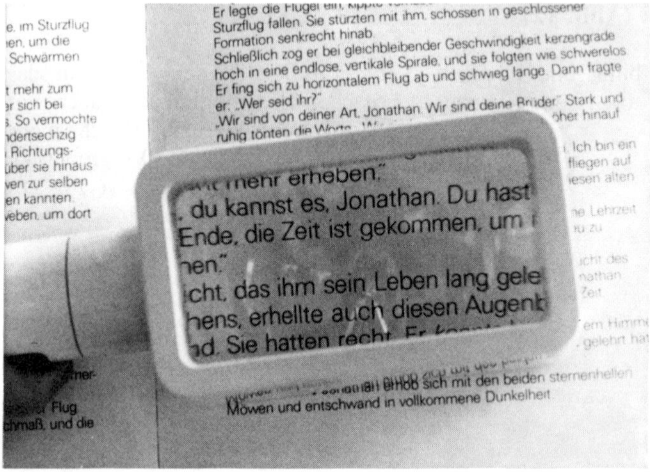

Abb. 13. Handlupe

10.1.4.3 Visolettlupe (Abb. 14)

Vorteil

Die Lupe sitzt fest auf. Das dicke Sammelglas hat einen lichtverstärkenden Effekt. Einsatzbereich: Atlanten und graphische Darstellungen.

Nachteil

Die Lupe vergrößert nur um das 1,8fache. Sie ist dick und schwer und verhältnismäßig teuer. Das gewölbte Glas reflektiert die Deckenbeleuchtung stark.

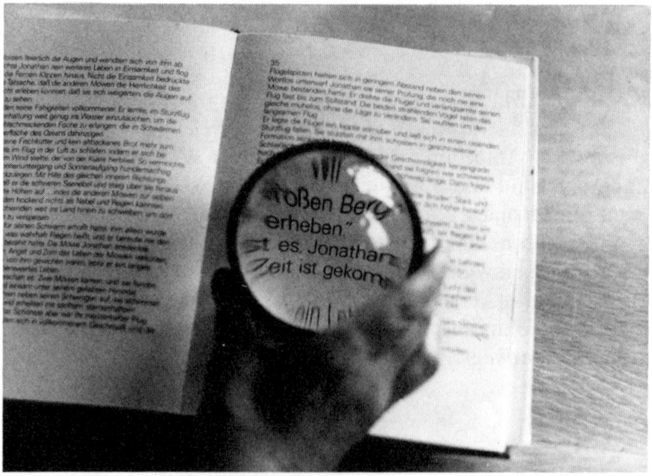

Abb. 14. Visolettlupe

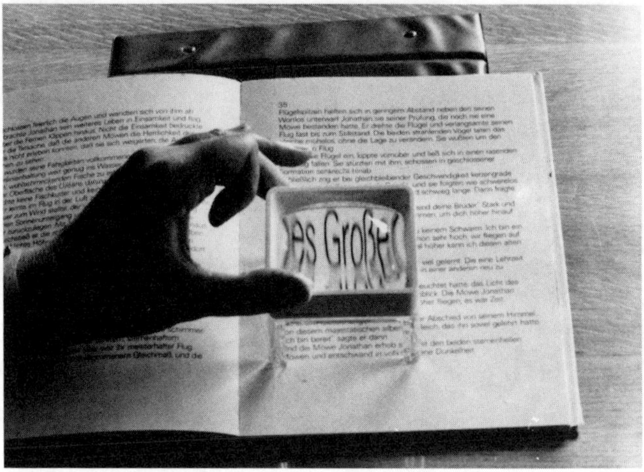

Abb. 15. Aplanatische Lesebank

10.1.4.4 Unbeleuchtete Standlupen bzw. Lesebänke (Abb. 15)

Vorteil

Sie vergrößern zwei- bis achtfach. Der Abstand von Lupe und Lesegut ist vorgegeben. Der feste Stand erleichtert die Führung der Lupe. Auch bei mehrfach behinderten Sehbehinderten zu verwenden. Sie haben wenig Randverzerrung.

Nachteil

Standlupen und Lesebänke sind meist etwas platzaufwendiger als die Handlupen. Benutzer, die vorher bereits mit Handlupen gelesen haben, finden den vorgegebenen Abstand von Lesegut und Lupe oft unangenehm.

Neuerdings gibt es doppellinsige Standlupen, die stark vergrößern. Bei einigen Lupen ist das Glas leicht dem Betrachter zugeneigt, so daß er sich nicht so stark nach vorn zu beugen braucht, als wenn die Augen senkrecht über der Lupe sein müssen.

10.1.4.5 Beleuchtete Standlupe (Abb. 16)

Vorteil

Diese Lupen gibt es in drei-, vier-, sieben- und zehnfacher Vergrößerung. Sie sind unabhängig von der Raumbeleuchtung. Durch die Eigenbeleuchtung wird der Kontrast des Lesegutes verbessert. Die Lupe wird entweder mit Batterie oder mit Netzanschluß beleuchtet; zu empfehlen sind hier Batterien.

Nachteil

Bei Blendungsempfindlichkeit der Benutzer empfehlen sich diese Lupen weniger, z. B. bei Personen mit grauem Star. Bei stärkerer Vergrößerung wird der Ausschnitt sehr klein, so daß das Auffinden der neuen Zeile schwierig wird. Günstig bei Personen mit tapetoretinaler Degeneration.

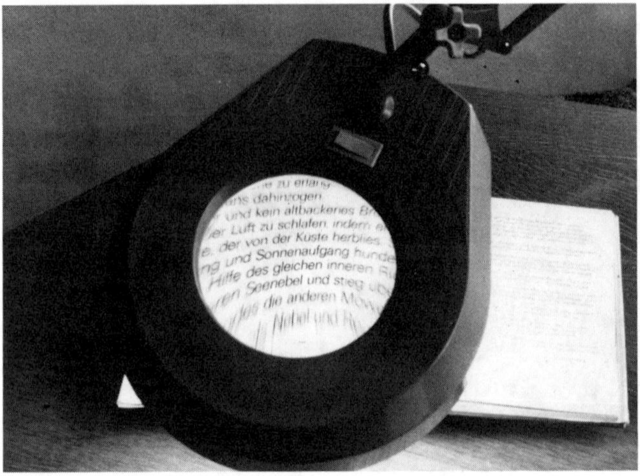

Abb. 16. Beleuchtete Standlupe mit beweglichem Arm

10.1.4.6 Beleuchtete Standlupe mit schwerem Fuß

Vorteil

Von einigen Firmen werden beleuchtete Standlupen mit schwerem Fuß angeboten. Der Vergrößerungseffekt ist hier nur bis 2fach. Sie dienen ebenfalls dazu, unter der Lupe zu hantieren, d. h. Arbeiten zu verrichten, bei denen man beide Hände braucht.

Nachteil

Der Vergrößerungseffekt ist sehr gering. Die Lupen selbst sind schwer und schlecht beweglich. Außerdem ist der Haltearm nicht so beweglich, wie bei den vorgenannten.

10.1.4.7 Heidelberger Großflächenlupe (Fresnellinse)

Vorteil

Die Lupe vergrößert gleichzeitig den gesamten Text auf einem DIN-A-4-Blatt. – Der Leuchtring in der Aufsetzplatte ist eine ideale Tischbeleuchtung. Für Sehbehinderte geringeren Grades, die vor allem eine gute Ausleuchtung des Schriftguts brauchen, eignet sich der Tisch als Notenpult und zum Abschreiben von Maschinentexten und zum Zeichnen.

Nachteil

Sie vergrößert nur 1,8 fach. Die Aufsetzplatte verdoppelt den Preis des Arbeitstisches, der durch die Platte schwer und unbeweglich wird. Höhergradig Sehbehinderten fällt es schwer, von der Linse Abstand zu halten. Dadurch ist die Linse laufend beschlagen. Unhandlich. Manchmal werden auch die Rillen als störend empfunden. Außerdem sind nur Linsen aus den USA verwendbar, weil die europäischen verzerren und unscharfe Ränder und Farbstörungen haben.

Einen ähnlich guten Effekt kann man durch die Verwendung eines von oben beleuchteten Konzepthalters erzielen. Durch ihn kann der Text unmittelbar vor das Auge geführt werden.

Als praktische Regel gilt: Bei vielen Schülern läßt sich eine gewisse Lesefertigkeit anhand von Großdrucktexten erreichen. Die Handhabung von Lupen setzt eine gewisse Geschicklichkeit voraus. Die Bewegung der Lupe muß dem Lesefluß entsprechend angepaßt werden. Rand- und Nebenerscheinungen, z. B. Verzerrungen, müssen durch geschickte Handhabung ausgeschaltet werden. Das Finden der Zeilenanfänge kann Schwierigkeiten bereiten. Das Auge muß sich veränderten Helligkeitswerten anpassen.
Den Schülern im Grenzbereich um 1/20 des normalen Sehvermögens bietet die Lupe eine zusätzliche Hilfe beim Lesen schon vergrößerter Texte. Vor allem in den oberen Jahrgangsstufen sollen die Schüler mit allen handelsüblichen Vergrößerungshilfen bekannt gemacht werden, aus ihnen nach ihren individuellen Bedürfnissen wählen und sie vergleichend erproben.

10.1.5 Elektronische Lesehilfe (Fernsehlesegerät) (Abb. 17–19)

Auch für dieses Gerät übernehmen wir – in aktualisierter Form – die Darstellung aus den genannten Empfehlungen, S. 31 f.:

Vorteil

Die elektronische Lesehilfe vergrößert stufenlos z. T. bis 60fach. Hierdurch macht das Gerät Sehbehinderten, die über ein Gesichtsfeld von mindestens 4° verfügen, jeden Druck zugänglich: Lexikon, Telefonbuch, Fahrplan . . . Es erschließt das Lesegut vor allem höher- und hochgradig Sehbehinderten zwischen 5/50 und 1/50, ja bis 1/100 und kann damit zu einer wertvollen Hilfe für die spätere Berufsausübung werden. – Unter dem Gerät ist es möglich, Formulare auszufüllen und selbst längere Texte zu schreiben. Das Gerät ermöglicht das Lesen in entspannter Körperhaltung.
Kontrast und Helligkeit sind regulierbar. Auf das Negativbild kann umgestellt werden. Bei manchen Geräten lassen sich Hilfslinien oder eine elektronische Kulisse (d. h. außer einer Zeile wird alles abgedunkelt) einstellen.
Weitere Vorschläge zum Einsatz des Gerätes → 7.3.9.

Nachteil

Das Gerät ist platzaufwendig und selbst, wenn es tragbar ist, sehr schwer, so daß es meistens an den Standort gebunden ist. Das Gerät gibt nur schwarz/weiß wieder. Ein feiner Flimmereffekt und das verschwommene Schriftbild während des Schiebevorgangs werden von wenigen Sehbehinderten als störend empfunden. Bei den neueren Monitorgeräten sind Flimmereffekt und Verschwimmen stark gemindert (→ 13.3.2). Beim Schreiben wird das Gerät seltener verwendet.

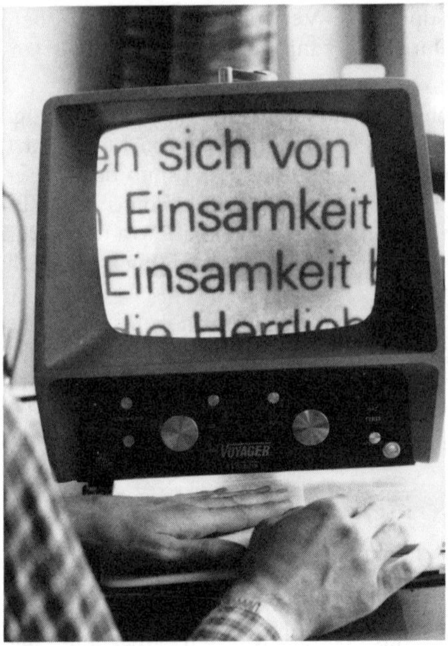

Abb. 17. Fernsehlesegerät visualtek: mittlere Vergrößerung

Auf jeden Fall muß das Gerät ausprobiert werden. Eine qualifizierte Erprobung beschränkt sich nicht auf einen Typ, sondern bezieht alle verfügbaren Fernsehlesegeräte ein. Meist reicht ein einmaliger Besuch bei einer Sehschule, einem Rehabilitationszentrum oder einer Sehbehindertenschule. Ein Ferienprogramm bietet z. B. die Möglichkeit, die Handhabung zu erlernen. Neben dem Fernsehlesegerät sollten auch Lupen und Fernrohrlupenbrillen ausprobiert werden.

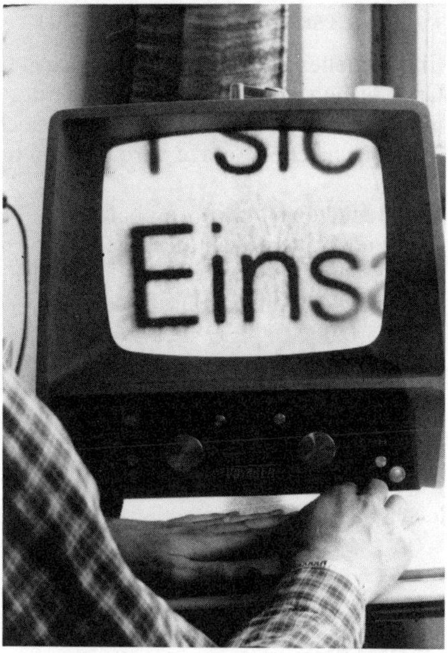

Abb. 18. Fernsehlesegerät visualtek: starke Vergrößerung

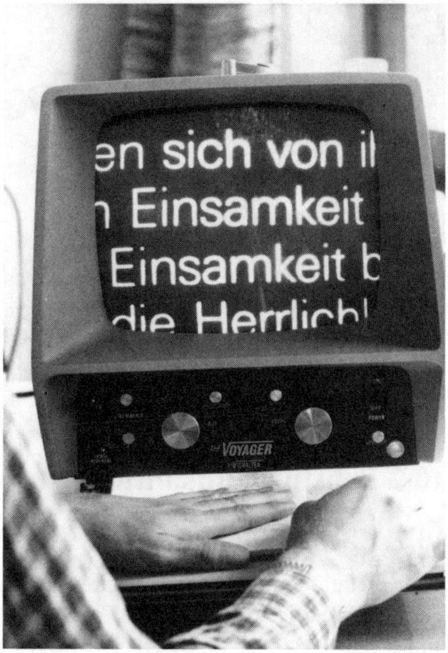

Abb. 19. Fernsehlesegerät visualtek: Negativbild

10.1.6 Lesehilfegerät (Abb. 20)

Ein spezielles Spiegelsystem bildet das Objekt, z. B. die Lesevorlage optisch im Unendlichen ab. Dieses Bild sieht der Benutzer durch einen handelsüblichen monokularen oder binokularen Feldstecher. Die Vergrößerung liegt zwischen 6- und 16fach. Die Vorlage wird auf einen Kreuzschlittentisch gelegt und bewegt.

Vorteil

Der Benutzer kann in Lesehaltung lesen. Für Brillenträger geeignet. Großes, scharf begrenztes Gesichtsfeld, scharfe Abbildung. Das Gerät ist transportabel (6 kg). Der Arbeitsabstand zwischen optischem System und Kreuzschlittentisch beträgt ca. 30 cm; daher ist Umblättern und Hantieren möglich. Die Vorlage läßt sich durch Zusatzbeleuchtung optimal ausleuchten.

Nachteil

Gewicht und Größe legen eher Gebrauch an einem festen Ort nahe. Die Körperhaltung am Gerät erlaubt wenig Bewegung; daher besteht Ermüdungs- und Verkrampfungsgefahr. Bei stärkerer Vergrößerung vermindert sich der Kontrast: der Text wird schwerer lesbar. Viele Benutzer sehen Doppelbilder (Abhilfe: zusätzliche Prismen). Angegebene Vergrößerung 6- bis 16fach systembedingt verringert (Faktor 0,7).

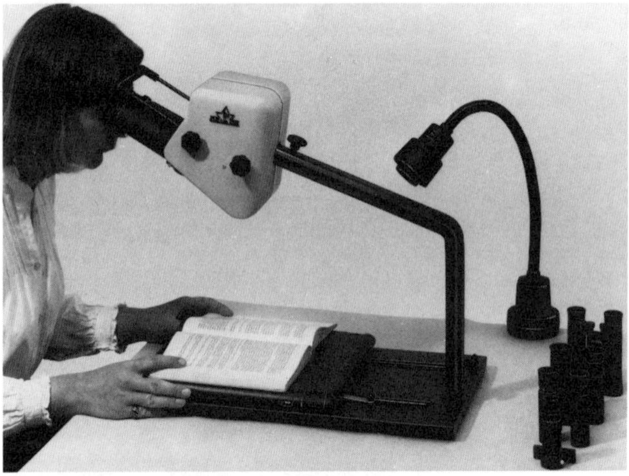

Abb. 20

10.2 Sonstige Hilfsmittel

10.2.1 Schreibmaschine

Viele Schüler mit Sehschwierigkeiten schreiben mit der Hand, auch wenn diese Tätigkeit häufig anstrengender als für Vollsehende ist und die Ergebnisse nicht immer ansprechend aussehen (→ 7.4).

Je älter der Schüler ist und je länger geschrieben werden muß, desto mehr bietet sich als Hilfsmittel für Schüler mit Sehschwierigkeiten im Nahbereich die Schreibmaschine an. Eine merkliche Entlastung bedeutet sie allerdings nur, wenn der Benutzer mit zehn Fingern schreibt, d. h. an einem systematischen Kurs teilgenommen hat.

Die Schreibmaschine bietet folgende Vorteile:
- der Schüler vermeidet, wenn er „blind" schreibt, Sehanstrengungen, die ihm das Schreiben mit der Hand abverlangt;
- das Schriftbild ist klar und übersichtlich;
- dem Schüler selbst und dem Lehrer fällt die Kontrolle des Geschriebenen leichter.

Wenn der übliche Schrifttyp der Maschine für einen stärker sehbehinderten Schüler zu klein ist, kann eine mechanische Schreibmaschine mit Plakatschrift helfen. Diese mechanischen Maschinen werden jedoch immer seltener hergestellt. Bei elektronischen Typenrad- oder Kugelkopfmaschinen bieten die Hersteller große Schrifttypen an: das entsprechende Typenrad oder der Kugelkopf müssen gesondert bestellt werden (Schriftgröße knapp 4 mm). Schüler, die ein Visualtek-Fernsehlesegerät benutzen, können es auch einsetzen, um den Text der Schreibmaschine zu kontrollieren. Der Nachteil der Schreibmaschine ist, daß das Geräusch des Tippens stören kann. Wenn Mitschüler geltend machen, daß sie bei Klassenarbeiten durch die Schreibmaschinengeräusche Konzentrationsschwierigkeiten haben, dann sollte der Schüler mit der Schreibmaschine in einem gesonderten Raum, z. B. dem Gruppenraum arbeiten (→ 7.8). Moderne elektrische Maschinen sind leiser. Der Geräuschpegel läßt sich weiter senken, wenn man Speicherschreibmaschinen verwendet, da der Text nicht sofort gedruckt wird, sondern nur elektronisch ins „Textdisplay" geschrieben wird. Die eleganteste Lösung (ca. 500,– bis 900,– DM) ist eine elektronische Reiseschreibmaschine mit Matrixdrucker (z. B. Brother EP 44). Die Maschine hat einen Speicher mit einem Umfang von einer DIN-A-4-Seite. Bereits während des Schreibens kann der Text mit vielen der modernen Bildschirmlesegeräte kontrolliert und gegebenenfalls verbessert werden. Der Ausdruck erfolgt in sehr kurzer Zeit und ist leiser als die Tippgeräusche bisher üblicher Schreibmaschinen.

Der Lehrer sollte bei der Korrektur von maschinengeschriebenen Arbeiten im Auge haben, daß insbesondere hochgradig Sehbehinderten und Schülern mit Augenzittern auch beim Durchlesen des Geschriebenen Tippfehler entgehen können. Eindeutige Verwechslungen der Tasten oder Tastenreihenfolge (z. B. Lied und Leid) sollten nicht als Fehler gewertet werden. Schwierig sind Fälle wie englisch sihgt statt sight. Im Zweifelsfall hilft häufig, daß der Lehrer den betreffenden Schüler fragt, wie er das Wort schreiben würde.

10.2.2 Kassettenrekorder (mit Ohrhörern)

Der Kassettenrekorder ist als Hilfsmittel geeignet, wenn sehbeeinträchtigte Schüler
- langsam und/oder unübersichtlich schreiben,

- beim Lesen gedruckter und kontrastreich (→ 7.3) reproduzierter Vorlagen erhebliche Schwierigkeiten haben,
- Wandtafeltexte nicht lesen können.

Der Rekorder kann in folgender Weise als Arbeitsmittel verwendet werden:
- der Schüler mit Sehschwierigkeiten hört Texte und Aufgaben, die für ihn aufgesprochen worden sind, ab (→ 7.3.8), z. B. Kapitel aus Lehrbüchern; Texte, die Grundlagen des Unterrichts oder der Hausaufgaben sind; Aufgaben der Klassenarbeiten;
- der Schüler spricht sich selbst während des Unterrichts kurze Stichworte, Zusammenfassungen von Lerneinheiten usw. auf;
- der Schüler „notiert“ sich außerhalb der Unterrichtszeit (z. B. in den Pausen) Wandtafeltexte oder setzt Informationen, die er während des Unterrichts nicht aufnehmen konnte (z. B. zeichnerische Darstellungen an der Tafel) in Sprache um. Dabei kann er an die Wandtafel herantreten, das Heft eines Mitschülers oder vom Lehrer gelieferte Unterlagen benutzen;
- der Schüler schneidet wesentliche Teile des Unterrichts mit. Das können Aufgabenstellungen oder Zusammenfassungen von Ergebnissen sein, die Lehrer oder Schüler vortragen.

Informationen auf Tonträgern sind oft nicht so zu ordnen, daß ein schneller Zugriff gewährleistet ist. Eine Hilfe beim Wiederauffinden von Textstellen können Kassettenrekorder bieten, die es ermöglichen, einen Summton auf das Band zu prägen. Die so gekennzeichneten Stellen lassen sich beim Vor- und Zurückspulen am Piepston erkennen. Die gewünschte Information ist so schneller verfügbar. Aber die meisten Schüler – auch sehbeeinträchtigte – können besser mit visuell wahrnehmbarem Material lernen als mit Hilfe akustischer Mitteilungen. Deshalb sollte der Schüler alle auf Tonträgern gespeicherten Lernunterlagen, die längerfristig benötigt werden, in eine für ihn lesbare Schriftform bringen und übersichtlich ordnen.

Es haben sich bewährt
- Karteien (nicht zu klein; am besten DIN A 5);
- Ordner (Größe entsprechend dem Ringbuch, falls verwendet).

Längere Texte sollten all den sehbeeinträchtigten Schülern aufgesprochen werden, die über Ermüdungserscheinungen, Kopfschmerzen und/oder Augenbrennen nach ausgedehnter Lektüre klagen.

Als Sprecher von Texten kommen in Frage:
- Familienangehörige;
- Mitschüler, die den Text ja auch selbst lesen müssen;
- Lehrer;
- Einrichtungen, die gegen geringe Gebühren Texte auflesen lassen;
- freiwillige Helfer (evtl. über örtliche Zeitungen, Schulzeitungen, Elternversammlungen o. ä. suchen).

Gegenüber einem kleineren und leichteren Diktiergerät ist der Kassettenrekorder deshalb vorzuziehen, weil
- Anschaffungspreis des Gerätes und laufende Unkosten, insbesondere für die Kassetten geringer sind,

- einige Literatur in Hörbüchereien für Blinde und in öffentlichen Bibliotheken schon auf Kassettentonträgern vorhanden ist,
- Texte über jeden beliebigen anderen Kassettenrekorder aufgesprochen und abgespielt werden können.

Zur Verwendung von Kassettentexten im Unterricht und bei Klassenarbeiten → 7.3.8.

10.2.3 Elektronischer Taschenrechner

Unter den vielen auf dem Markt angebotenen Rechnern sollte, falls der schulübliche nicht geeignet ist, einer ausgewählt werden, dessen Anzeige so groß und deutlich ist, daß der Schüler mit einer Sehbeeinträchtigung die Zahlen und Vorzeichen sicher erkennen kann. Er sollte die Auswahl selbst mitbestimmen können. Die Funktion der Tasten kann der Schüler sich einprägen, wenn er die Aufschrift nicht zu lesen vermag. Bei extremer Sehschädigung sollte ein sprechender Rechner eingesetzt werden (→ 13.3.5).

10.2.4 Hefte, Stifte, Folien

Wie in → 7.4 dargestellt, kann eine Sehbeeinträchtigung zur Folge haben, daß dem Schüler mit den üblichen Heften und Schreibgeräten ein klares und übersichtliches Schriftbild nicht gelingt. Wichtig ist vor allem, den Kontrast zu erhöhen.

Auf welche Weise zumindest das Schriftbild verbessert werden kann, sollte mit dem sehbeeinträchtigten Schüler geduldig ausprobiert werden. Häufig bringt bei neuen Hilfsmitteln erst eine ausgedehnte Übungsphase Erfolg.

Der Schüler sollte versuchen

- Hefte mit kräftigen und ggf. geräumigeren Lineaturen und auch verschiedenfarbigen Linien zu verwenden,
- mit kräftig zeichnenden Stiften, vor allem Filzstiften verschiedener Farben zu schreiben,
- eine Schreibschablone zu benutzen; sie erleichtert die Führung der Hand und konzentriert das Auge auf einen begrenzten Ausschnitt.

10.2.5 Konzepthalter (Abb. 21)

Vielfach muß ein Schüler mit Sehschwierigkeiten die Entfernung zwischen Auge und Vorlage gegenüber dem Normalabstand von 25 bis 30 cm wesentlich verringern, um Texte lesen und Abbildungen erkennen zu können. Muß der Schüler sich beim Lesen und Schreiben tief über die Vorlage beugen, besteht erhebliche Gefahr der Verkrümmung der Wirbelsäule.

Ein Konzepthalter bietet die Möglichkeit,

- verschiedene Vorlagen (Manuskripte, Hefte, Bücher etc.) auf einer Unterlage zu befestigen,
- die Unterlage horizontal, vertikal und im Neigungswinkel den Bedürfnissen entsprechend einzustellen und,

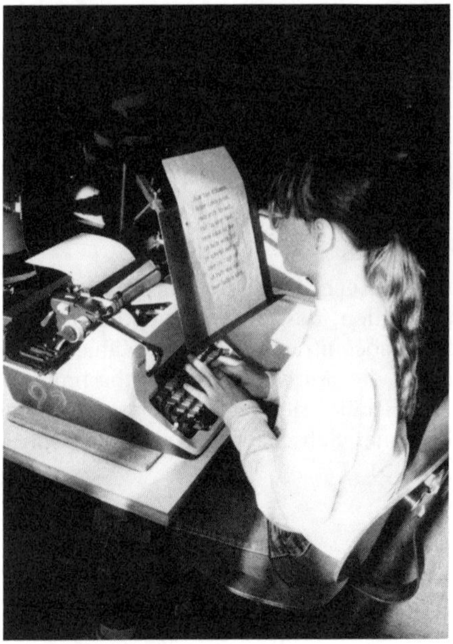

Abb. 21. Manueller Konzepthalter, der am hinteren Teil des Tisches befestigt ist und mühelos in den günstigsten Abstand zum Auge gebracht werden kann

– falls nötig, eine Zusatzbeleuchtung anzubringen.

Die Arbeitsvorlage kann dem Auge genähert werden, ohne daß die aufrechte Körperhaltung verändert werden muß. Dieses Hilfsmittel ist besonders für kurzsichtige Schüler geeignet. Es schafft ihnen auch günstigere Arbeitsbedingungen, wenn sie mit einer Schreibmaschine schreiben.

10.2.6 Spezialtisch (Abb. 22)

Schüler, die nicht nur beim Lesen, sondern auch beim Schreiben, Zeichnen etc. für längere Zeit ihren Kopf dicht an die Unterlage heranführen müssen, sollten mit einem Spezialtisch ausgestattet werden.

Vorteil

Der Spezialtisch hat eine verstellbare Tischplatte. Der Schüler kann mit den Augen nahe an den zu betrachtenden Gegenstand heran, ohne den Rücken zu krümmen.

Bietet genügend Raum um Hilfsmittel (z. B. Schreibmaschine) zu stellen und im Innern zu verstauen.

Nachteil

Isoliert den Schüler an seinem Tisch: Sozialkontakt bei individueller Hilfe durch den Mitschüler oder bei Partnerarbeit nur schwer herzustellen.

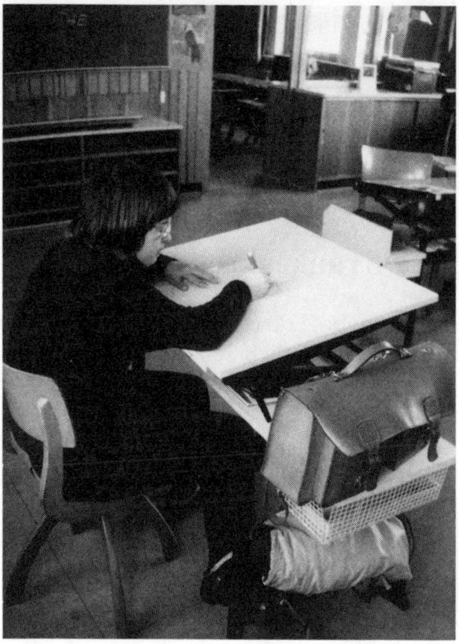

Abb. 22. Schräg- und höhenverstellbarer Tisch mit Taschenablage

10.2.7 Kontrastierende Sets

Schreibtischsets mit kontrastierenden Farben erleichtern den Überblick am Arbeitsplatz.

11. Leistungen der Krankenkasse, der gesetzlichen Sozialhilfeträger und sonstige Vergünstigungen (Stand 1984)

11.1 Krankenkasse

Vorrangiger Träger der Rehabilitationsmaßnahmen ist stets die Krankenkasse. Für den wesentlich sehbehinderten Schüler bzw. den Versicherungsnehmer, bei dem der Schüler mitversichert ist, bedeutet dies, daß er zunächst seinen Antrag an seine Krankenkasse richtet.

Sie ist zuständig für

- alle optischen Hilfsmittel (Brillen, Lupen, Monokulare, Fernsehlesegeräte u. a.);
- Mobilitätstraining bei hochgradig Sehbehinderten;
- Bewegungsablaufs- und Orientierungshilfen (möglicherweise in Zukunft zuständig: Träger der gesetzlichen Sozialhilfe).

Derartige Anträge sind schriftlich zu stellen; es wird aber kein bestimmtes Formular benötigt. Der Sachbearbeiter der Krankenkasse berät und hilft bei der Abfassung des Antrags, wenn es gewünscht wird. Wenn ein Antrag nicht genehmigt wird, sollte der Versicherte Widerspruch einlegen. Außerdem hat er die Möglichkeit, sich an sein zuständiges Sozialamt zu wenden (→ 11.2).

Ergänzend wird noch darauf verwiesen, daß das Bundessozialgericht in einem Musterprozeß entschieden hat, daß in bestimmten Fällen Hilfsmittel, die die Krankenkassen nicht bezahlt haben, finanziert werden müssen. Darunter fallen z. B. die Kosten für die Beschaffung und Unterhaltung eines Blindenführhundes. Entsprechend müßten Orientierungshilfen wie Ultraschallbrillen u. ä. für hochgradig Sehbehinderte (und Blinde) übernommen werden können. Die Kosten für die Beschaffung eines Hilfsmittels werden von der Krankenkasse allerdings nur getragen, wenn es einer drohenden Behinderung vorbeugt, den Erfolg einer Heilbehandlung sichert oder eine körperliche Behinderung ausgleicht und nicht nur der beruflichen oder schulischen Eingliederung dient. Ein Bildschirmlesegerät z. B. muß also auch zur Privatlektüre, zum Lesen und Schreiben von Briefen etc. verwendet werden. (Bei Ablehnung der Krankenkasse Verweis auf das Urteil des Bundessozialgerichts vom 24. 4. 1979, Aktenzeichen 3 RK 20/78.)

11.2 Träger der Sozialhilfe und persönliche Voraussetzungen

Der Sozialhilfeträger hat immer dann eine Kostenübernahme im Rahmen der Eingliederungshilfe nach dem Bundessozialhilfegesetz (BSHG) zu prüfen, wenn die vorrangig verpflichtete Krankenkasse nicht leistet. Allerdings ist die Hilfe abhängig vom Einkommen und Vermögen des Antragstellers. Alle Anträge sind

an die örtlichen Sozialämter zu richten. Diese geben auch Auskunft über das weitere Verfahren, das von Bundesland zu Bundesland unterschiedlich geregelt sein kann.
Finanzielle Hilfe bis zur vollständigen Übernahme der Kosten für Hilfsmittel werden im Rahmen der Eingliederungshilfe nach dem Bundessozialhilfegesetz (BSHG) gewährt. Eingliederungshilfe wird Sehbehinderten gewährt, wenn durch die Beeinträchtigung der Sehfähigkeit eine wesentliche nicht nur vorübergehende Behinderung vorliegt (§ 39, Abs. 1, Satz 1, BSHG).
Diese Voraussetzungen sind erfüllt

a) bei Blinden, d. h. Personen, deren Sehschärfe auf dem besseren Auge nicht mehr als $1/50$ beträgt oder bei denen eine vergleichbare Beeinträchtigung (z. B. Gesichtsfeldeinschränkung) vorliegt
   oder
b) bei solchen Sehbehinderten, bei denen mit Gläserkorrektur ohne besondere optische Hilfsmittel
   - aa) auf dem besseren Auge oder beidäugig im Nahbereich bei einem Abstand von mindestens 30 cm oder im Fernbereich eine Sehschärfe von nicht mehr als 0,3 besteht
     oder
   - bb) durch Buchstabe aa) nicht erfaßte Störungen der Sehfunktion von entsprechendem Schweregrad vorliegen.

11.3 Vergünstigungen

Die Voraussetzung dafür, daß wegen der Sehbehinderung weitere Vergünstigungen in Anspruch genommen werden können, ist in der Regel die Vorlage des *Schwerbehindertenausweises.*
Er muß bei der für die Durchführung des Bundesversorgungsgesetzes zuständigen Behörde beantragt werden. Welches Versorgungsamt zuständig ist, erfährt man bei den Sozialämtern und Krankenkassen; die Zuständigkeiten für die Beantragung können von Bundesland zu Bundesland unterschiedlich geregelt sein.
Der Schwerbehindertenausweis wird ausgestellt, wenn eine nicht nur vorübergehende Minderung der Erwerbsfähigkeit (MdE) von mindestens 50 v. H. festgestellt wird. Dieser Begriff Minderung der Erwerbsfähigheit wird auch auf Kinder und Jugendliche angewendet, obwohl sie noch nicht im Erwerbsleben stehen. Die Festlegung richtet sich nach Art und Umfang der Behinderungen, wobei neben der Sehbehinderung auch andere vorhandene Behinderungen berücksichtigt werden.
Die persönliche Voraussetzung für die *kostenlose oder vergünstigte Beförderung mit Nahverkehrsmitteln* sind Störungen der Orientierungsfähigkeit, die zu einer erheblichen Beeinträchtigung der Bewegungsfähigkeit führen. Sie liegen bei allen Sehbehinderungen mit einer MdE um wenigstens 70 v. H. vor. Sehbehinderte, die diese Voraussetzungen erfüllen, erhalten auf Antrag zu ihrem Schwerbehindertenausweis ein Beiblatt, auf das eine Wertmarke geklebt werden muß.

Diese Wertmarke kostet zur Zeit DM 120,– pro Jahr. Sie berechtigt zur Freifahrt im öffentlichen Nahverkehr (z. B. Busse, S-Bahnen, Straßenbahnen). Sehgeschädigte, die einen Schwerbehindertenausweis mit der Eintragung Bl (blind) haben, erhalten die Wertmarke kostenlos.
Inhaber eines Schwerbehindertenausweises, in dem eine MdE von mehr als 75 % eingetragen ist, können bei der Deutschen Bundesbahn einen *Seniorenpaß* erwerben und dann ein Jahr lang zum halben Fahrpreis fahren (das gilt auch für Kinder und Jugendliche).
Bei innerdeutschen *Flügen* der Lufthansa wird der Begleiter eines hochgradig Sehbehinderten, der einen Schwerbehindertenausweis mit der Eintragung Bl hat, kostenlos befördert; der Behinderte selbst zahlt den üblichen Preis. Das gilt auch für Flüge von und nach Berlin.
Die *Befreiung von Rundfunk- und Fernsehgebühren und die Ermäßigung der Telefongebühren* ist an einen Sondervermerk des Landes im Feststellungsbescheid und im Ausweis gebunden. Die Eintragung wird vorgenommen, wenn der Antragsteller blind oder nicht nur vorübergehend wesentlich sehbehindert mit einer Minderung der Erwerbsfähigkeit von 60 v. H. allein wegen der Sehbehinderung ist. Der Antrag ist an die Behörde des zuständigen örtlichen Trägers der Sozialhilfe zu richten.
Der Berechtigte braucht, um in den Genuß der Befreiung zu kommen, nicht Haushaltsvorstand zu sein. Die Gebührenbefreiung kann für das in der Familie vorhandene Rundfunk- und Fernsehgerät in Anspruch genommen werden, wenn der Antragsteller nicht über ein eigenes Gerät verfügt, sondern die Familiengeräte mitbenutzt.
Die Bundespost gewährt z. Z. DM 5,– Ermäßigung auf die Grundgebühr und 30 zusätzliche kostenlose Einheiten, wenn der Inhaber des Schwerbehindertenausweises die Eintragung RF erhalten hat.
Bei der *Lohn- und Einkommenssteuer* räumt der Staat auch Sehbehinderten entsprechend der MdE einen Freibetrag in Form einer Pauschale ein. Eltern können ihn für ihre Kinder eingetragen bekommen. Bei hochgradig Sehbehinderten kann ein zusätzlicher Freibetrag für die Beschäftigung einer Hausgehilfin gewährt werden.
Wenn ein Sehgeschädigter mit einer MdE von 80 und mehr v. H. oder seine Eltern einen Anspruch auf *Wohngeld* haben, wird ein *Freibetrag* von zur Zeit DM 200,– dem Bruttoeinkommen zugeschlagen.
Bei der *Wohnungsbauförderung* werden Behinderten entsprechend der Art und dem Schweregrad der Schädigung zusätzliche finanzielle Hilfen gegeben, insbesondere wenn zusätzliche Einrichtungen nötig sind oder ein erhöhter Raumbedarf glaubhaft gemacht werden kann.

12. Hinweise zu einzelnen Schulfächern

12.1 Deutsch

Wesentliche Voraussetzung für die Mitarbeit im Deutschunterricht ist eine altersgemäß sichere Beherrschung der Muttersprache. Grundsätzlich verfügt ein stärker sehbehinderter Schüler über die gleichen Fertigkeiten, sich mündlich oder schriftlich in der Muttersprache zu äußern, wie ein vollsehender. Mögliche Defizite oder Unsicherheiten sind in der Regel mit denselben Methoden zu beheben, die bei den übrigen Schülern erfolgreich sind. Erhöhte Aufmerksamkeit sollte der Lehrer den Schulanfängern mit Sehschwierigkeiten zuwenden, die Sprechstörungen haben. Sprecherziehungsmaßnahmen müssen diesen Kindern die Sprechbewegungsabläufe und Artikulationsprozesse bewußt machen, die sie häufig optisch nicht klar erfassen können. Wenn die Sprechstörungen vom Grundschullehrer nicht zu beseitigen sind, sind sprachtherapeutische Maßnahmen einzuleiten.

Ein in höherem Grade Sehbehinderter, der Tafelbild oder Textvorlage nur mühsam oder gar nicht lesen kann, hat sich u. U. dadurch auf seine Behinderung eingestellt, daß er Informationen über das Ohr gut aufnehmen, speichern und weiterverarbeiten kann. Ein geschultes Gedächtnis und zweckmäßige Techniken, Informationen zu notieren und zu ordnen (→ 10.2.2), erleichtern dem Schüler die kontinuierliche Mitarbeit in der Schule.

Sehr hilfreich ist ein Lesetraining, das den Schüler dazu erzieht, zu raten und nicht immer letzte Sicherheit zu suchen.

Lehrer und Eltern sollten Gedächtnisschulung und Verfahren der Sicherung und übersichtlichen Ordnung von wichtigen Informationen anregen und durch regelmäßige Bemühungen verstärken.

Der Lese- und Schreibunterricht der ersten Schuljahre kann durch eine Sehbeeinträchtigung vor erhebliche zusätzliche Probleme gestellt werden; das Erlernen des Schreibens wird häufig noch durch eine unzureichend entwickelte Motorik erschwert. Ratschläge zu diesem Bereich in: „Empfehlungen für den Unterricht in der Schule für Sehbehinderte", S. 11–13.

Rechtschreibung kann zum Problem werden, wenn die Sehfähigkeit eines Schülers so schlecht ist, daß er nur unzureichenden Zugang zu Texten (z. B. Schulbüchern) und Wandtafel hat. Es empfiehlt sich in solchem Fall, beim Rechtschreibunterricht Wichtiges zu buchstabieren, z. B. indem der Lehrer einen Schüler dazu auffordert. Eine deutliche Aussprache des Lehrers (z. B. von Endkonsonanten) und Verfahren der Ableitung, Verlängerung von Wörtern und ihrer Zuordnung zu Wortfamilien kommen nicht nur Schülern mit Sehproblemen zugute. Im übrigen muß die eigene Bemühung des Schülers mit Sehschwierigkeiten gefördert werden, sich mit Einsatz von Hilfsmitteln und durch Nachfragen solide Kenntnisse auf diesem Gebiet zu erwerben.

Arbeit mit Texten ist das häufigste Verfahren im muttersprachlichen Unterricht. Ob das Lernziel im Klassengespräch, in Gruppen- oder Partnerarbeit oder in Form eines schriftlichen oder halbschriftlichen Verfahrens erreicht werden soll, ob es um fiktive Literatur, Gebrauchstexte oder um Reflexion über Sprache geht: in den allermeisten Fällen ist ein Text der Ausgangspunkt, oder es werden im Verlauf der Unterrichtseinheit Texte eingefügt.

Die unter 7.3 aufgeführten Möglichkeiten helfen dem Schüler, einen Text zu erschließen. Probleme ergeben sich beim Zitieren. Sowohl in schriftlichen Arbeiten der Sekundarstufe als auch im Unterrichtsgespräch wird immer wieder gefordert, daß eine Aussage zum Text (von der Zusammenstellung ausgewählter Fakten bis zur Gesamtinterpretation) belegt wird.

Insbesondere Kassettenbänder, aber auch gedruckte lange Vorlagen (Dramen, Erzählungen, Romane etc.) schließen bei derartigen Aufgabestellungen fast immer aus, daß sich der stärker sehgeschädigte Schüler schnell im Text orientiert. Auch wenn im Unterricht genaue Zitate verlangt werden, ist der hochgradig Sehbehinderte kaum imstande, sie aufzusuchen. Ein solcher Schüler muß den Text so gründlich lesen und über den Inhalt so verfügen, daß er wesentliche Einzelheiten aus dem Gedächtnis vortragen kann. Der vollsehende Mitschüler kann im Unterrichtsgespräch die Stelle auffinden und verlesen, wenn es auf den genauen Wortlaut ankommt. Klassenarbeiten und Klausuren in Lerngruppen mit Schülern, die erhebliche Sehschwierigkeiten haben, sollten so konzipiert sein, daß die Aufgabe sich auf einen Textausschnitt von höchstens vier bis fünf Seiten bezieht. Umfassende Kenntnisse eines Gesamtwerkes und Unterrichtsergebnisse können dabei durchaus vorausgesetzt und mit zum Gegenstand der Arbeit gemacht werden.

Zeitzugaben bei Klassenarbeiten *→ 7.8*

Das Unterrichtsgespräch bietet einem Schüler mit Sehschwierigkeiten gleiche Möglichkeiten der Teilnahme wie Vollsehenden, wenn das verwendete Unterrichtsmaterial für ihn uneingeschränkt zugänglich ist. Wenn er das Tafelbild nicht sehen kann, sollte er rechtzeitig lernen, Zwischenergebnisse und Stichworte selbständig festzuhalten, damit er den Überblick über den Gang des Gespräches behält. Hochgradig Sehbehinderte können ihre Gesprächsteilnehmer nicht immer von der Stimme her erkennen, wenn die Lerngruppe neu zusammengestellt ist; bei fester Sitzordnung hat der Sehbehinderte aber bald keine Schwierigkeiten mehr.

Nachschlagewerke können wegen des Kleindrucks dem Schüler mit Sehschwierigkeiten größere Widerstände entgegensetzen als die üblichen Schulbücher. Wenn optische Hilfsmittel nicht bewirken, daß der Kleindruck gelesen werden kann, muß fremde Hilfe in Anspruch genommen werden, in der Schule z. B. in Form von Partnerarbeit.

Die *eigenständige Bearbeitung eines komplexen Themas,* z. B. die Ausarbeitung eines Referats, die die Beschaffung und Verarbeitung umfangreicher Literatur notwendig macht, kann der Jugendliche mit Sehproblemen möglicherweise nicht allein leisten. Als Hilfe zur Bewältigung einer derartigen Aufgabe bieten sich an

- gemeinsame Arbeit mit einem Mitschüler, der ein gleiches oder ähnliches Thema hat,
- häusliche Unterstützung durch Eltern oder Geschwister.

In jedem Alter sollte *privates Lesen* angeregt und gefördert werden. Vertrautheit mit den Wortbildern erleichtert das Lesen, und auch das Ausdrucksvermögen und die Rechtschreibsicherheit werden geschult (doch → 7.10).

12.2 Fremdsprachen

Grundlage des Anfangsunterrichts ist das *Lehrbuch,* das allerdings durch akustische und visuelle Medien ergänzt wird. Damit der Schüler mit Sehschwierigkeiten selbständig lernen kann, muß gesichert sein, daß er auf irgendeine Weise den Druck des Lesebuches einschließlich der Lautschrift selbst lesen kann (→ 7.3 und 10.1) oder von Anfang an und regelmäßig Unterstützung erhält.

Wenn visuelle Medien nicht oder nur unzureichend wahrgenommen werden können und auch Einsatz von Hilfsmitteln oder Veränderungen des Unterrichtsablaufs (→ 10. und 7.10) keine wesentliche Verbesserung bringen,

- muß der Impuls, der das Bild bei den besser sehenden Schülern auslöst, durch Lehrer oder Mitschüler akustisch gegeben werden; das kann je nach Methode auf Deutsch oder in der Fremdsprache geschehen;
- oder der Lehrer muß diesem stark sehbehinderten Schüler im Anschluß an eine solche Lernphase helfen, das Lernziel zu erreichen.

Die Bedeutung des Anschauungsmaterials tritt in allen Fremdsprachen mit zunehmenden Lernfortschritten zurück. Es ist auch im Anfangsunterricht zum Erreichen der Lernziele nicht unumgänglich. Eine gelegentliche Phase intensiven Zuhörens ist für einen Schüler mit starken Sehschwierigkeiten eine nützliche und notwendige Übung seiner Konzentration und seiner Aufnahmefähigkeit für Fremdsprachen.

Lexika aller Fremdsprachen sind üblicherweise kleingedruckt (5- oder bestenfalls 6-Punktdruck), nur die Stichwörter (Lemmata) pflegen etwas größer und fett gedruckt zu werden. In der Klasse ist, wenn andere Mittel versagen, Partnerarbeit ein Ausweg für den stark sehbeeinträchtigten Schüler. Allerdings sollte der Lehrer darauf achten, daß der Schüler lernt, richtig zu fragen, was nachgesehen werden soll: also im Französischen nicht vait, sondern aller; im Lateinischen nicht mensibus, sondern mensis; im Englischen nicht stood, sondern stand. Für das Englische gibt es Langenscheidts Schulwörterbuch (Englisch–Deutsch, Deutsch–Englisch) als Großdruckausgabe; ebenso Elementary Dictionary of English (A Langenscheidt-Longman Dictionary), ein einsprachiges Grundwörterbuch für die Schule (Versandadresse → 13.4).

Bei der häuslichen Vor- und Nachbereitung muß notfalls eine Lesehilfe (→ 10.1) in Anspruch genommen werden. Bei Klassenarbeiten (→ 7.8) kann der Lehrer richtig an das Lexikon gestellte Fragen beantworten (bzw. aus dem Lexikon vorlesen). Bei Fragen, auf die das Lexikon keine Aufkunft gibt (manche beantwortet das Lexikon dennoch: unter struck findet man im Englischwörterbuch den Verweis auf strike), muß der Schüler angeben, wie weitergesucht werden soll.

Grammatiken können ähnliche Schwierigkeiten wie Lexika machen. Da das jeweils durchzuarbeitende Kapitel meistens nicht sehr lang sein wird, sollte geklärt werden, ob eine Vergrößerung hergestellt oder auf welche Weise der Schüler den Abschnitt vorgetragen bekommen kann. Er selbst muß ihn so notieren, daß er damit selbständig weiterzuarbeiten imstande ist.
Die Tafel wird häufig zum Notieren von Wörtern und Sätzen benutzt. Wenn der Schüler mit Sehschwierigkeiten mit den geläufigen Techniken (→ 7.1 und 7.2) die an die Tafel geschriebenen Wörter und Sätze nicht erkennen oder auf andere Weise aufnehmen kann, müßte der Lehrer

- das, was er anschreibt, mitsprechen und, wo erforderlich, buchstabieren, oder
- den Overhead-Projektor benutzen und anschließend dem Schüler, der Wörter an der Tafel nicht lesen kann, die Folie geben. Größe und Farbe der Folienbeschriftung sollten mit dem Schüler abgestimmt werden.

Da Homophonie und Homographie im Englischen einen wichtigen Unterschied zu anderen Fremdsprachen darstellen (z. B. en*ou*gh und b*u*t / ough: enough, through, though . . .), scheint es sinnvoll in Gruppen, in denen Sehbeeinträchtigte mitarbeiten, das englische Alphabet möglichst früh einzuführen. So können auf dem Wege des Buchstabierens sowohl die vollsehenden als auch die sehbeeinträchtigten Schüler diese Schwierigkeiten leichter und vor allem schneller trainieren.
Die Aussprache in der Fremdsprache durch Nachahmung des Lehrers kann erschwert sein, wenn es einem sehbehinderten Schüler nicht möglich ist, die Mundstellung und die Bewegungen der Lippen, der Zähne und der Zunge genau zu beobachten. Wenn die Sprechbewegung, auch aus der Nähe betrachtet, dem Schüler nicht genügend Aufschluß gibt, sollte der Lehrer versuchen Stellungen und Bewegungen zu beschreiben.

12.3 Geschichte, Politik, Sozialkunde, Gemeinschaftskunde

Anders als im Fach Deutsch und in den Fremdsprachen, wo Beschäftigung mit Sprache im Mittelpunkt des Unterrichts steht, ist in den Fächern Geschichte, Politik, Sozialkunde und Gemeinschaftskunde Sprache nur einer von mehreren möglichen Informationsträgern. Karten, Graphiken, Bilder, Gebrauchsgegenstände etc. sind als Vermittler von geschichtlichen Informationen mindestens ebenso wichtig wie schriftliches Quellenmaterial oder Beschreibungen von historischen Ereignissen. Die neueren Geschichtsbücher weisen meist ausgezeichnetes Bildmaterial auf und sind so konzipiert, daß sie der Freude und dem Bedürfnis der Schüler am visuellen Erfassen vergangener Zeiten entgegenkommen.
Was für vollsehende Schüler Motivation erzeugen und Wissen erweitern kann, wird jedoch für stärker sehbeeinträchtigte Kinder zum Nachteil. Bücher, die bis zu zwei Dritteln Bilder, Graphiken etc. enthalten, dazu kleingedruckte Bildunterschriften und Textauszüge, erschweren ihnen den Zugang zur Geschichte und ihren Gegenständen.
Schriftliche Quellen und Darstellungen sind in den ersten Jahren des Geschichts- und Politikunterrichts meist kurz und auch von den meisten Schülern mit Seh-

problemen zu bewältigen. Am Ende der Sekundarstufe I und insbesondere in der Sekundarstufe II werden die Texte umfangreicher. Oft müssen mehrere Bücher pro Halbjahr – wenn manchmal auch nur teilweise – gelesen werden. Hochgradig Sehbehinderten fällt das oft schwer. Außerdem gelingt es ihnen nur mühsam, ein Buch durchzuprüfen, ob Ausführungen darin enthalten sind, die zu ihrem Thema etwas beitragen. Beim Nachschlagen in Lexika treten insbesondere des Kleindrucks wegen Leseschwierigkeiten auf.
Wie in ähnlichen Fällen im Fach Deutsch kann der Lehrer dem Schüler dadurch helfen, daß er die Zusammenarbeit mit einem vollsehenden Schüler fördert, indem er gleiche Aufgaben an mindestens zwei Schüler vergibt. Durch Aufteilung der Einzelabschnitte innerhalb desselben Themas können bei Referaten, Berichten über Erkundungen etc. die Anteile jedes Schülers deutlich gemacht werden, auch wenn sie zusammenarbeiten.

Karten und Graphiken zu interpretieren dauert bei Schülern mit Sehschwierigkeiten üblicherweise länger als bei vollsehenden. Besonders kritisch sind
- die oft sehr kleine Beschriftung (Namen, Zahlen etc.)
- die kleinen Symbole, die zudem teilweise einander ähneln und nur durch kleine Details unterschieden werden können
- bei → Farbsinnstörungen die farbigen Flächen, die Gebiete gegeneinander abheben,
- der mangelnde oder geringe Kontrast von Schrift auf farbiger Fläche.

Wesentlich übersichtlicher sind gewöhnlich Karten, wie sie in Zeitungen und Zeitschriften, aber auch in der historischen Fachliteratur anzutreffen sind. Insbesondere bei der Besprechung aktueller Ereignisse bieten die Medien Karten und Skizzen, die meist leicht überschaubar sind, weil die in die Karte eingegangenen Informationen auf das unbedingt Notwendige beschränkt worden sind und in einfacher Schwarz-Weiß-Technik dargestellt werden. Eine Verstärkung wichtiger Linien mit Filzstift erhöht die Deutlichkeit. Im übrigen wird in vielen Fällen eine grobe, z. B. mit Filzstift entworfene Skizze die Anschauung vermitteln, die für den Unterrichtszusammenhang erforderlich ist.

In gleicher Weise läßt sich häufig das Problem lösen, wie Tabellen, Kurvenverläufe, Statistiken umgesetzt werden, wenn sie für einen Sehbehinderten zu klein gedruckt sind und eine technische Vergrößerungsmöglichkeit nicht gegeben ist. Auch dann gilt es, das Material nur in dem Umfang für den sehbeeinträchtigten Schüler vorzubereiten, wie es für das Erreichen des Unterrichtsziels unabdingbar ist.
Fotografien, Dias, andere Abbildungen und Filme sollten wegen des einen sehbehinderten Schülers nicht aus dem Unterricht verbannt werden. Je nach Art und Grad der Sehschädigung können ihm derartige Lehrmittel oft einen besonders guten Zugang zum Gegenstand verschaffen, wenn geeignete Vorkehrungen getroffen werden (→ 7.3.9, 7.6 u. 10.1.4).

Methodische Ansätze der Problemlösung:
- Geschichtserzählungen des Lehrers und Wiedergabe von Hörszenen (z. B. des Schulfunks) und von aktuellen Hörfunksendungen können den Stoff für alle Schüler lebendig werden lassen;

- die parallele Verwendung von zwei Geschichtsbüchern mit unterschiedlicher Schwerpunktsetzung ermöglicht dem sehbehinderten Schüler kontinuierliches Mitarbeiten (er erhält *zusätzlich* ein Geschichtsbuch mit Darstellungscharakter wie z. B. „Zeiten und Menschen", Hg. von Tenbrock, Kluxen u. a. Verlag Schöningh-Schrödel);
- wichtige Ergebnisse des Unterrichts werden schriftlich festgehalten. Das Verfahren ist in den Klassen 5–10 häufig mühsam und langwierig, dient aber sowohl vollsehenden als auch sehbeeinträchtigten Schülern;
- regelmäßige, zeitlich begrenzte Gruppen- oder Partnerarbeit mit schriftlichem Fixieren der Arbeitsergebnisse bewährt sich vor allem bei solchen Aufgaben, die Schüler mit Sehproblemen allein schwer oder gar nicht lösen können, wie z. B. Auswertung von Tabellen, Graphiken, Karten, aber auch bei Untersuchungen umfangreicher und/oder für sehbeeinträchtigte Schüler nur mühsam lesbarer Texte.

12.4 Erdkunde

Die in den gesellschaftswissenschaftlichen Fächern dargestellte Problematik (→ 12.3) kann sich in der Erdkunde verschärfen, da instrumentale und kognitive Lernziele gewöhnlich durch Einsatz verschiedenster, volles Sehvermögen voraussetzender Unterrichtsmedien erreicht werden. Neben Landkarten und Skizzen, Bilder und Modelle von Landschaftsquerschnitten treten häufig Filme, Diapositive, Episkop- und Overheadprojektionen.

Will der Lehrer dem Schüler mit Sehschwierigkeiten den Zugang zu diesen Lehr- und Lernmitteln erleichtern, sollten zunächst folgende Überlegungen angestellt werden:

- Welche Art und welcher Grad der Sehbeeinträchtigung liegt vor? Es sollte an unterschiedlichem Lehrmaterial erprobt werden, was der Schüler in der Nähe, z. B. auf einer Karte oder Graphik sehen und was er in der Ferne, z. B. auf einer Projektionsfläche erkennen kann. Die Sehleistung in beiden Bereichen kann höchst unterschiedlich sein.
- Welche optischen Hilfen (→ Lupen, → elektronische Lesehilfe, → Monokular) können die Auswertung der vorgelegten erdkundlichen Arbeitsmittel zumindest verbessern helfen? Wenn der Schüler noch nicht gründlich von einem Sehbehindertenlehrer oder einem guten Optiker beraten worden ist, sollte er auch vom Erdkundelehrer ermuntert werden, das nachzuholen. In der Geographie ist die optimale Ausnutzung des verbliebenen Sehvermögens besonders wichtig.
- Mit welcher Art von Hilfe durch Mitschüler, Lehrer, evtl. auch häusliche Unterstützung kann der sehbeeinträchtigte Schüler möglichst viele Informationen aus den angebotenen Materialien entnehmen, wenn optische Sehhilfen nicht soviel leisten, daß dieser Schüler selbständig arbeiten kann?

Ansätze zur Problemlösung müssen analog denen für die gesellschaftswissenschaftlichen Fächer gefunden werden (→ 12.3). Bei stärker Sehbehinderten läßt sich eine Vorstellung von Räumen und von Zuordnungen topographischer Ein-

heiten nur gewinnen, wenn die wesentlichen kartographischen Symbole, z. B. Grenzen, Formationen deutlich hervorgehoben werden. Leichtes Nachkolorieren bzw. Konturieren wichtiger Elemente und skizzenhaft vereinfachte Wiedergabe sind die meist erfolgreichsten Methoden. Bei → Farbenblindheit sollten die Skizzen eine graphische Musterung haben. Overlay-Systeme, die mit dem Tageslichtprojektor sukzessiv (Folie für Folie) aufgebaut werden, sind für viele sehbeeinträchtigte Schüler eine gute Hilfe beim Erwerb konkreter Anschauung.
Wenn der Schüler stärker sehbehindert ist und/oder Lesen und Schreiben ihn leicht überanstrengt, sollten akustische Medien so weit wie möglich benutzt werden:
- Hörszenen, z. B. des Schulfunks und gut kommentierte Filme;
- vom Lehrer, Mitschülern oder Familienangehörigen des sehbeeinträchtigten Schülers aufgesprochene Texte (Lehrbuch u.a.);
- im Unterricht vom Schüler akustisch verfaßte Notizen oder Mitschnitte von Zusammenfassungen;
- Klassenarbeiten, Tests usw., die der Schüler vielleicht auch akustisch bearbeiten kann, wenn ein gesonderter Arbeitsraum bereitgestellt wird.

Für manche Schüler bedeutet es eine wesentliche Hilfe, wenn sie ihr Restsehvermögen nur bei den Aufgaben verwenden müssen, die unbedingt Sehleistungen erfordern, wie z. B. Kartenarbeit. Texte werden möglichst mittels technischer Reproduktion aufgenommen oder vorgelesen, in einer Stillarbeitsphase des Unterrichts z. B. durch einen Mitschüler.
Besondere Bedeutung für den Erwerb angemessener geographischer Vorstellungen haben Exkursionen (→ 9.). Doch kommt alles darauf an, daß der Schüler Zugang zu den Objekten bekommt, notfalls mit Hilfe exakter Beschreibung. Das Zusammenspiel zwischen Lehrer und sehbeeinträchtigtem Schüler, aber auch dieses Schülers mit seinen Mitschülern muß grundsätzlich ermöglichen, daß dieser Schüler deutlich macht, was er nicht genau genug wahrnimmt. Tasten kann häufig das Sehen unterstützen; zudem lassen sich Gegenstände mit der Hand meist in optimale Entfernung zum Auge bringen. Aus diesem Grunde sollte der Schüler mit Sehproblemen möglichst viele „Schaustücke“ in die Hände bekommen.

12.5 Mathematik

Eine zusätzliche Schwierigkeit des Schulfaches Mathematik, die viele Schüler mit Sehbeeinträchtigungen neben den auch von anderen Schülern her bekannten Problemen haben, ist die meist geringe Größe der verwendeten Zeichen, graphischen Repräsentationen und Meßskalen. Das betrifft
- die gleichhohen und durch ähnliche Gestalt teilweise leicht verwechselbaren Zahlen (eine Hilfe durch Wortbilder wie beim Lesen von Buchstaben gibt es beim Entziffern von Zahlen nicht);
- die kleinen und bei schlechten Sehbedingungen leicht verwechselbaren Symbole;
- graphische Darstellungen, in denen verschiedene, häufig sehr feine Kurven

einander schneiden oder berühren und das Bezugssystem (Koordinatenkreuz) optisch eher noch zurücktritt.

Viele sehbeeinträchtigte Schüler können größere Räume, große Strecken und ausgedehnte Flächen nicht überschauen. Den meisten wird auch das Erkennen und Messen kleiner Größen, z. B. Winkelgrade und Millimeter Mühe machen; zumindest ist mit Ungenauigkeiten zu rechnen.

Ähnliche Unsicherheiten und Fehlmessungen sind bei geometrischen Zeichnungen häufig unvermeidlich. Gebrauch von Lineal, Winkelmesser, Zirkel usw. ist schwierig, weil Schüler mit Sehproblemen meist Gegenstände nicht genau fixieren können und die Koordination von Auge und Hand häufig mißlingt.

Schließlich muß davon ausgegangen werden, daß viele dieser Schüler an der Wandtafel entwickelte Rechengänge und Konstruktionszeichnungen nicht oder nicht genau genug sehen können, auch wenn sie einen Sitzplatz in der ersten Reihe haben.

Ansätze zur Problemlösung müssen zum Ziel haben, den Schüler mit Sehproblemen vor die gleichen Leistungsanforderungen zu stellen wie seine Mitschüler, aber ihm abweichende Arbeitsweisen einzuräumen und u. U. zusätzliche Hilfsmittel zu geben.

- Graphische Darstellungen müssen möglicherweise in einem anderen Maßstab angefertigt werden. Die Linien sollten mit kräftigem Stift, z. B. Filzstift gezogen und die Flächen koloriert oder mit graphischer Struktur deutlich gegeneinander abgehoben werden.
- Zeichnen und Messen müssen mit sehbeeinträchtigten Schülern eingeübt werden. Während des Unterrichts sollte der Lehrer Hinweise geben, wo Fehler oder Ungenauigkeiten aufgetreten sind. Zumindest ein Teil der zeitaufwendigen Übungsphase kann der häuslichen Arbeit des Schülers vorbehalten bleiben. Ungenauigkeiten müssen bei Schülern mit schlechtem Nahsehvermögen in Kauf genommen werden.
- Wenn der Sehrest eines Schülers so gering ist, daß Lineal, Winkelmesser und andere Hilfsmittel nach einer angemessenen Einübungsphase nicht einigermaßen sicher und korrekt benutzt werden können, sollte ausprobiert werden, ob gleichartige Hilfsmittel mit tastbaren Skalen eine Verbesserung bringen (→ 13.3.6).
- Der Schüler mit Sehschwierigkeiten muß in noch höherem Maß als vollsehende Schüler angeleitet werden, Rechnungen und Zeichnungen übersichtlich anzulegen, damit er stets den Gesamtüberblick behält.
- Körper lassen sich bei eingeschränktem Sehvermögen am besten mit Auge und Hand erfassen.
- Eine perspektivische Zeichnung muß sehr übersichtlich gestaltet sein. Wichtige Linien lassen sich durch Filzstift hervorheben (evtl. mehrere Farben!).
- Falls beim Messen und Konstruieren auch nach längerem Üben keine akzeptablen Ergebnisse erzielt werden können, sollten Zeichnungen durch Beschreibungen ersetzt werden. Auf diese Weise kann z. B. die Lage eines Graphen im Koordinatensystem mit viel geringerem Zeitaufwand mündlich oder schriftlich deutlich gemacht werden.
- Wenn die Grundfertigkeiten der verschiedenen Rechnungsarten erworben

worden sind, sollten stärker sehbeeinträchtigte Schüler umfangreiche Rechenoperationen mit einem elektronischen Taschenrechner ausführen dürfen. Der Handel bietet Geräte mit unterschiedlicher Größe des Anzeigefelds an. Wenn keiner der handelsüblichen Rechner den individuellen Bedürfnissen entspricht, kann meist ein Spezialrechner für Sehbehinderte helfen (→ 13.3.5 und 10.2.3). Techniken überschlägiger Kontrolle sollten eingeübt werden.
- Wenn ein Schüler mit schlechtem Sehvermögen im Fernbereich das Tafelbild nicht aufnehmen kann, bieten sich verschiedene Hilfstechniken an (→ 7.2 und 7.6). Wichtige Unterlagen für die Mitarbeit wie Formeln, Zeichnungen usw. sollten einem solchen Schüler möglichst mit Unterrichtsbeginn vorliegen.
- Bei größeren durch die Sehminderung verursachten Schwierigkeiten mit dem eingeführten Lehrbuch hat sich für viele Zwecke der Einsatz des Kassettenrekorders bewährt (→ 7.3.8). Es hat sich als praktisch erwiesen, vor allem Auszüge, Zusammenfassungen oder Sammlungen von Definitionen und Sätzen, aber auch Aufgaben für den jeweiligen Bedarf auf Tonkassetten zusammenzustellen. Der sehbeeinträchtigte Schüler hat dafür zu sorgen, daß über den Tag hinaus wichtige Zusammenstellungen in einer Weise gespeichert und geordnet werden, daß er im Bedarfsfall schnellen Zugriff hat.
- Schülern mit stärkeren Sehproblemen muß in der Regel bei Tests und Klassenarbeiten eine Zeitzugabe gewährt werden, damit sie ihr Restsehvermögen ausschöpfen können (→ 7.8).

12.6 Naturwissenschaften

Schüler mit Sehproblemen können in die meisten Arbeitsvorgänge der Fächer Biologie, Physik und Chemie einbezogen werden. Sie lernen auch bei stärkerer Sehstörung weitestgehend fachspezifische Techniken. Allerdings dürfen sie nicht aus übermäßiger Angst vor Gefährdung sich selbst von Experimenten zurückziehen oder ferngehalten werden. Wenn bei physikalischen oder chemischen Versuchen mit erhöhten Gefahren zu rechnen ist, weil der Beobachtungsabstand des sehbeeinträchtigten Schülers zum Experiment geringer als bei den Mitschülern ist, sollten Schutzbrillen und Schutzkittel getragen werden. Falls stromführende Teile offen liegen, darf ein stärker sehbehinderter Schüler nicht aktiv in das Experiment eingreifen. Der Schüler kann am besten im naturwissenschaftlichen Unterricht mitarbeiten, wenn folgendes berücksichtigt wird:
- Der Schüler sollte den Sitzplatz so wählen können, daß er entweder Lehrerexperimentiertisch und Tafel ausreichend sehen oder an sie herantreten kann, ohne den Unterricht zu stören. Außerdem sollte der Lehrer den Schülerplatz leicht erreichen können, um diesen Schüler unauffällig auf etwas hinzuweisen, ihm zu helfen oder ihm Geräte in die Hand zu geben.
- Dem Schüler sollte gelegentlich die Möglichkeit gegeben werden, die wichtigsten und am häufigsten benutzten Geräte in der Sammlung kennenzulernen.
- Schon in der Vorbereitungsphase eines Experiments kann ein sehbeeinträchtigter Schüler optisch oder auch mit der Hand Erfahrungen erwerben, wie Geräte aussehen, wie sie zu handhaben sind und funktionieren. Es ist daher

sinnvoll, Einzelgeräte und Versuchsaufbau in der Planungs- und Einführungsphase zu erläutern. Derartige Hinweise sind für die gesamte Lerngruppe nützlich und behindern in der Regel nicht den Fortgang der Stunde. Unter besonderen Umständen läßt sich ein zweiter Versuch mit Leerapparaturen aufbauen, die der stark Sehbeeinträchtigte mit Auge und Hand erkunden kann.

- Das Experimentieren in kleinen Gruppen fördert die fachspezifischen Techniken und Erfahrungen des sehbeeinträchtigten Schülers besonders, wenn die Mitschüler ihn möglichst viel hantieren lassen und ihre eigenen Tätigkeiten mit Worten erläutern.
- Bei Schülerexperimenten sollte darauf geachtet werden, daß Instrumente und Kleingeräte, z. B. der Reagenzglasständer, nicht umkippen oder herunterfallen können. Glasgeräte sollten durch Stative gesichert werden. Häufig sind diese Geräte in Kunststoffausführung erhältlich.
- Bei sehr heftig ablaufenden Reaktionen (Explosionsknall usw.) sollte insbesondere der schlechter sehende Schüler auf diese Reaktion vorbereitet werden.
- Viele chemische Reaktionen laufen erst beim Erhitzen der Substanzen ab. Hier empfiehlt sich häufig der Einsatz elektrischer Geräte (Heizpilz usw.), in denen langsamer und ungefährlicher erhitzt werden kann als über dem Bunsenbrenner.
- In einigen Fällen wird der Schüler das Meßergebnis nicht vom Meßgerät ablesen können. Wenn bei der Ermittlung des Ergebnisses Selbständigkeit wichtig ist, kann häufig nach Entfernung des Deckglases die Skala kräftiger gekennzeichnet, oder es können fühlbare Marken angebracht werden. Es werden auch speziell geeignete, aber meist teure Meßgeräte mit akustischem Abgleich für verschiedenste Aufgaben angeboten. Bei sehr starker Sehbehinderung des Schülers empfiehlt sich die Beschaffung von Meßinstrumenten für Blinde (→ Adressen 13.3.4).
- Bei Demonstrationsversuchen kann der Lehrer gelegentlich akustische „Nebenprodukte“ nutzen, wenn durch sie die Phasen des Experiments verdeutlicht werden.
- Manche sehbeeinträchtigte Schüler verstehen Ablauf und Ergebnis des Experiments besser, wenn sie vor der Versuchsphase – z. B. in der Pause – Aufbau und Einzelteile aus der Nähe, evtl. auch tastend untersuchen. Der Lehrer wird diesen Schüler manchmal auch mit abbauen lassen und dabei noch einmal Hinweise geben können.
- Bei vielen in der Chemie und Biologie verwendeten Stoffen und Objekten und bei Versuchen lassen sich außer dem Sehen auch Geruchs- und Geschmackssinn einsetzen und mit der Hand unterschiedliche Gefüge (Struktur, Textur oder Dichte) wahrnehmen.
- Bei Betrachtung kleiner Objekte oder der Feinstruktur von Pflanzen, Stoffen etc. sind optische Hilfen wie Lupe, Leuchtlupe, aplanatische Lesebank oder das Fernsehlesegerät für viele Schüler mit Sehschwierigkeiten nützlich (→ 10.1). Mikroskopische Schnitte lassen sich über Projektionsmikroskope für alle Schüler vergrößern. Wenn ein solches Gerät nicht zur Verfügung steht und der

selbständige Umgang mit dem Mikroskop ein Ziel des Unterrichts ist, sollte der Lehrer den sehbeeinträchtigten Schüler Lichtblende und Linsenschärfe in verschiedenen Stellungen ausprobieren lassen. Es gibt stärker Sehbehinderte, deren Sehvermögen für das Mikroskopieren nicht ausreicht! Vereinfachte und vergrößerte Modelle, wie sie in vielen naturwissenschaftlichen Sammlungen vorhanden sind, erleichtern allen Schülern den Zugang zu Strukturen, die das Auge nicht oder nur ungenügend erfassen kann. Der sehbeeinträchtigte Schüler profitiert von diesen Modellen meist noch mehr, wenn er sie in die Hand bekommen und die in vielen Fällen vorhandenen Möglichkeiten des Auseinandernehmens und Zusammensetzens ausprobieren darf.

- Bei vergrößerten oder verkleinerten Modellen und Darstellungen muß der Lehrer das Verhältnis zur natürlichen Größe immer wieder ins Bewußtsein rufen.
- Projizierte Bilder und Filme sind meist auch für Schüler mit Sehschwierigkeiten gut auswertbar, manchmal sogar besser als andere Darbietungsformen (→ 7.6). Wichtig ist die sachgerechte Kommentierung, die bei stehenden Bildern oft auch ein Schüler übernehmen kann. Für den Lehrer ergibt sich aus diesem Vorgehen eine zusätzliche Lernerfolgskontrolle, ob das naturwissenschaftlich Bedeutsame auf dem Bild erkannt worden ist.
- Wenn eine Videokamera zur Verfügung steht, lassen sich Versuche auf Magnetband aufzeichnen und über Videorekorder wiederholen. Eine Vorführung im Zeitlupentempo kann allen Schülern helfen, schnelle Reaktionen bei Experimenten genau zu verfolgen und gefährliche Versuche, die nur aus größerer Entfernung beobachtet werden konnten, in Einzelheiten zu analysieren.
- Das Tafelbild (→ 7.2) sollte übersichtlich angeordnet werden. Neu eingeführte Fachausdrücke sollten buchstabiert werden.
- Reaktionsgleichungen und Strukturformeln werden übersichtlicher, wenn der sehbehinderte Schüler sie auf einem gesonderten Blatt in großer Schrift erhält.
- Da die meisten chemischen Reaktionen aus dem Periodensystem ableitbar sind, sollte der Schüler mit Sehproblemen ein für ihn lesbares Periodensystem zur Verfügung haben.
- Spontan an der Tafel entwickelte Reaktionsgleichungen sollten nach vollständiger Entwicklung noch einmal vorgelesen werden, wenn ein Schüler der Lerngruppe das Tafelbild nicht sehen kann. Er hat dann die Möglichkeit, die Gleichung auf einem Kassettentonband mitzuschneiden.
- Die Eintragungen, die cin sehbeeinträchtigter Schüler in sein Heft macht, sollte der Lehrer gelegentlich kontrollieren. Falls der Schüler die Tafelnotizen nicht oder nur schlecht sieht, braucht er Hilfe bei Zeichnungen und bei der Anlage von Rubriken.
- Wenn ein Schüler an die Grenzen seiner Sehfähigkeit gekommen ist und deshalb wichtige Teile des Unterrichts nicht verfolgen kann, muß er dies zu erkennen geben. Der Fachlehrer sollte ihn dazu anhalten und durch Nachfrage prüfen, ob das Verständnis gesichert ist.

- Sehbeeinträchtigte Schüler laufen noch stärker als andere Kinder und Jugendliche Gefahr, Naturgegebenheiten in ihrer Umwelt zu übersehen. Exkursionen in die Natur und in Museen geben Anregungen zur Beobachtung; Lehrer und Schüler sollten aber auch Pflanzen, Tiere und leblose Naturobjekte in den Unterricht einbeziehen, vor allem in den unteren Klassen.

12.7 Musik

Rezeptive Formen der Beschäftigung mit Musik stellen sehgestörte Schüler vor keine besonderen Probleme. Im Gegenteil: ein Mensch, der zur Orientierung in der Welt verstärkt sein Gehör einzusetzen gelernt hat, weil die Augen weniger leisten, kann manchmal auch seine differenziertere Hörerfahrung zur Bereicherung des Musikunterrichts nutzen. Umgekehrt sollte das Musizieren wie bei allen Schülern so auch bei sehbeeinträchtigten die Schulung des Gehörs allgemein, vor allem aber zur Wahrnehmung von Tonkunstwerken entwickeln.
Aktive Musikausübung ist einem Schüler mit Sehproblemen in vielfältiger Weise möglich; und da Musik auch Gelegenheiten im Freizeitbereich eröffnet, sollte das Erproben verschiedener Musikinstrumente unterstützt werden.
Das Orffsche Instrumentarium kann im Hinblick auf die Größe der Stäbe der Erfahrung des Schülers angepaßt werden. Kleinere Stabspiele setzen eine entwickeltere Feinmotorik voraus. Durch deutliche Farbmarkierungen und das Entfernen nicht benötigter Klangstäbe wird die Übersicht verbessert, und Treffsicherheit und Spielfreude können zunehmen.
Ein Augenarzt sollte zu Rate gezogen werden, wenn ein stärker sehbehinderter Schüler ein Blechblasinstrument oder eine Oboe spielen möchte (das gilt besonders für hochgradig Kurzsichtige und Zuckerkranke).
Schüler mit schlechtem Nahsehvermögen haben Schwierigkeiten mit der Notenschrift. Wenn der Schüler Noten auch in einem von ihm gewählten Abstand und trotz ausreichender Zeit nicht lesen kann, sollte er vergrößerte Liniensysteme mit kräftigen Noten ausprobieren. Umfangreichere Partituren müßten vergrößert werden. Für den Fall, daß auch die fotografische Vergrößerung nicht befriedigend gelesen werden kann, helfen akustische Medien. Dann ist ein solcher Schüler beim vokalen und instrumentalen Musizieren weitgehend auf sein Gedächtnis verwiesen. Wenn der Schüler mit Hilfe einer Bandaufnahme ein Stück auswendiglernen soll, reicht das Vorspiel allein nicht: die verbale Kommentierung erläutert Grifftechniken, schwierige Stellen der Partitur u. a.
Der Verbindung von Musik und Bewegung sollte besondere Aufmerksamkeit gewidmet werden. Einfache Ausdrucksformen z. B. Klatschen und Stampfen dienen nicht nur der Einübung musikalischer Rhythmen, sondern fördern auch die Koordination verschiedener Körperteile. Tanz, Gymnastik und musikalisches Spiel sollten sowohl regelhafte als auch improvisatorische Formen einschließen.

12.8 Bildende Kunst

Ästhetisches Erfassen und Beurteilen ist vielen Menschen mit Sehproblemen erschwert, da ihr Bild von der Umwelt gegenüber dem des Vollsehenden verzerrt, verengt, lückenhaft, anders getönt oder in sonstiger Weise gestört ist. Der Fachlehrer wird also mit geringerer oder auch unangemessen verarbeiteter Erfahrung im Umgang mit ästhetischen Objekten rechnen müssen. Entsprechend gering werden bei einem solchen Kind oder Jugendlichen auch die bildnerischen Ausdrucksmöglichkeiten entwickelt sein.
Der Kunstunterricht wird also diesem Schüler einen Teil der Erfahrungen vermitteln müssen, die Gleichaltrige ohne ausdrückliche Anleitung und gleichsam spielerisch vor und außerhalb der Schulzeit machen. Häufig muß der sehbeeinträchtigte Schüler erst im Umgang mit verschiedenen Materialien, Werkzeugen und Arbeitstechniken erkennen, wo sein Sehvermögen ausreicht und wo nicht. Deshalb sollte ein solcher Schüler reichlich Gelegenheit zum Experimentieren haben und eine Aufgabe oder eine Technik ablehnen dürfen, wenn er in Erfahrung gebracht hat, daß er sie nicht bewältigt. Stattdessen gebe man ihm eine andere Aufgabe oder/und ein anderes Material.
Dreidimensionales Gestalten erlaubt einem solchen Schüler Konturen und Oberflächen auch mit der Hand zu kontrollieren und rein taktil zu verändern. Keramisches Gestalten, Abformtechniken in Gips, Verformungen von Kunststoffen und Techniken der Holzbearbeitung bieten sich an, aber auch Reiß- und Klebetechniken, Collagen und Applikationen sind für fast alle sehbeeinträchtigten Schüler leistbare Verfahren.
In Funktion und Handhabung von Hand- und Meßwerkzeugen und Maschinen müssen diese Schüler dann besonders eingewiesen werden, wenn sie sachgemäßen Umgang mit ihnen nicht von anderen abgucken können und entsprechende Vorerfahrung fehlt.
Graphische Arbeiten können von einem sehbehinderten Schüler gewöhnlich nicht in einer Abstufung der Linien und Flächen ausgeführt werden. Für Linol- und Scherenschnitte ist allerdings die Auge-Hand-Koordination eines solchen Kindes oder Jugendlichen üblicherweise ausreichend entwickelt. Schwierig und möglicherweise auch gefährlich ist der Umgang mit scharfen und spitzen Werkzeugen, wenn die Entfernung zwischen Auge und Werkzeug sehr gering ist. Vorsichtige Gewöhnung ist notwendig.
Entsprechend Grad und Art der Sehbeeinträchtigungen kann auch der Umgang mit Farben gelernt werden. Feine Farbabtönungen wahrzunehmen verlangt oft viel Übung. Bei diesen Kindern bietet sich an, mit klaren, leuchtenden Farben zu beginnen, z. B. mit Finger-, Wachs-, Plakat- und Deckfarben. Schüler mit vollständiger oder teilweiser → Farbsinnstörung sollten durch den Gebrauch und die immer erneute Betrachtung von Farben zu lernen versuchen, welche Grauwerte ihrer subjektiven Wahrnehmung einer bestimmten Farbe entsprechen. Solche Schüler arbeiten beim Bestimmen der Farben am besten mit einem Mitschüler zusammen.

12.9 Sport

Für den Sportunterricht mit Sehbeeinträchtigten gelten dieselben Ziele wie für normalsichtige Schüler: durch Sport, Gymnastik und Tanz wird Bewegungsarmut abgebaut, werden Raumgefühl und Sicherheit in der Bewegung entwickelt. Je mehr eine Übung oder eine Sportart Spaß machen, desto intensiver werden sie betrieben, so daß sich Beweglichkeit, Kraft, Mut, Selbstvertrauen usw. fast von selbst einstellen.

Bei Augenleiden, die sich nicht verschlimmern, wird die Sportfähigkeit nur durch das schlechtere Sehen bestimmt. Hierbei spielen funktionelle Defekte und subjektive Faktoren eine Rolle.

Funktionelle Defekte:

- Herabsetzung der Sehschärfe
- Einschränkung des Gesichtsfeldes (→ Gesichtsfeldausfälle)
- → Farbsinnstörungen
- Störungen der Augenmotorik und des beidäugigen Sehens (z. B. → Schielen, → Sehschwäche)

Subjektive Faktoren (→ asthenopische Beschwerden):

- Lichtscheu und → Blendempfindlichkeit
- Tränen
- Druck- und Fremdkörpergefühle
- Brennen und Jucken der Augen
- Schleier- und Verschwommensehen

Am Sportunterricht kann der sehbeeinträchtigte Schüler meist teilnehmen, auch wenn ihm einige Grenzen gesetzt sind. So wird es einerseits Übungen geben, die ihm große Schwierigkeiten bereiten und anderseits solche, die für ihn und/oder für seine Mitschüler mit erhöhter Unfallgefahr verbunden sind. Oft kann sich der Schüler selbst dazu äußern, welche Übungen er mitmachen kann und bei welchen er Schwierigkeiten haben wird.

Kinder mit herabgesetzter Sehschärfe können durchaus gute Sportler im Vergleich mit Normalsichtigen sein, weil entsprechende Bewegungsbegabung und Sporterfahrung ihr visuelles Handicap ausgleichen können.

Man hilft den sehbeeinträchtigten Schülern sehr, wenn man die z. T. recht farblosen Sportgeräte mit leuchtendem Rot oder Orange kennzeichnet, z. B. die Enden der Barrenholme, den Absprungpunkt auf Sprungbrettern, den Bereich auf Bock, Kasten, Weichboden, auf den die Hände aufgesetzt werden sollen. Leitlinien an Spielfeldern, Wurfziele, Bälle oder abgrenzende Leinen können kontrastreich angemalt, mit Klebestreifen (wieder ablösbar!) oder farbigen Bändern (Stoffresten) wesentlich sichtbarer gemacht werden.

Bei Mannschaftsspielen, auch gegen außerschulische Mannschaften, haben sich farbige T-shirts zur Unterscheidung der Mitspieler bewährt. Als Grundstock könnte die Schule jeweils T-shirts in den Farben Rot, Gelb, Grün, Blau in der Einheitsgröße M anschaffen. Sie haben sich besser bewährt als die üblichen

Parteibänder. Je nach Gebrauch sollten sie alle acht bis vierzehn Tage in der Waschmaschine durchgewaschen werden.
Erhebliche Schwierigkeiten bei Sportarten, in denen Entfernungen geschätzt werden müssen, z. B. bei Absprungmarkierungen (Weitsprung, Hochsprung u. ä.) und Ballentfernungen haben Schüler zu überwinden, die einen schlechten Fernvisus haben, → schielen, funktionell einäugig (→ Sehschwäche) sind und/oder deren Gesichtsfeld eingeschränkt ist (→ Gesichtsfeldausfälle).
Bei Kurzsichtigkeit und Kolobomen kann das Sehvermögen durch bestimmte Sportübungen verschlechtert werden.

12.9.1 Neigung zu Netzhautablösung und Netzhautblutung

Bei → Kurzsichtigkeit besteht erhöhte Gefahr der → Netzhautablösung, d. h. an der Stelle des Augenhintergrundes, wo sich die Netzhaut von ihrer Unterlage abgelöst hat, ist kein Sehen mehr möglich. Netzhautablösungen können in seltenen Fällen auch ohne Kurzsichtigkeit auftreten, evtl. nach Staroperationen oder bei → Kolobomen.
Bevor ein hochgradig kurzsichtiger Schüler nicht genau untersucht worden ist, müssen im Sportunterricht Vertikalbeschleunigungen, Preß-, Kraft- und Sprungübungen weitgehend vermieden werden, Sitzsportarten (z. B. Reiten und Schlittenfahrten), Abfahrtsläufe beim Wintersport, Schwerathletik, Gerätübungen kombiniert mit Sprüngen, Hoch- und Weitsprung, Klimmzüge; weiterhin Sportarten, in denen Hebewürfe (z. B. Judo) oder unbeabsichtigte plötzliche Landungen auf dem Gesäß (z. B. Eislauf, Skiabfahrtslauf) vorkommen. Beim Schwimmen sollte er nicht vom Sprungbrett springen, sondern nur vom Beckenrand.
Starke körperliche Erschütterungen, Stöße gegen den Kopf, Stürze, Tragen von ungewöhnlich schweren Lasten, besonders in gebückter Körperhaltung, können Blutungen der Netzhaut begünstigen.
Bei bereits untersuchten Schülern sollte der Sportlehrer sich vom Augenarzt sagen lassen, ob bestimmte Übungen im Sportunterricht vermieden werden müssen. Wenn trotz aller Vorsichtsmaßnahmen Sehverschlechterungen auftreten, klagt der Schüler meist über „Spinnenweben“, Flimmern oder Verdunkelung vor den Augen. Dann sollte der Schüler sich hinlegen, damit die Blutung zum Stillstand kommt. Spätestens am folgenden Tag sollte ein Augenarzt oder eine Augenklinik aufgesucht werden.

12.9.2 Linsenverlagerungen

Bei der → Linsenverlagerung besteht neben der Gefahr der Netzhautablösung auch die der totalen Linsenablösung vom Aufhängeapparat mit u. U. schweren Folgen wie steigendem Augeninnendruck (→ grüner Star, Sekundärglaukom) oder Abrutschen der Linse in den Glaskörper. Da das zum Scharfsehen nötige Zusammenspiel der Linse mit der Pupille gestört ist, kann der betreffende Schüler schlecht Entfernungen schätzen und ist erhöht blendempfindlich. Manche Augenärzte sehen bei diesen Kindern keine nennenswerten Schwierigkeiten beim Sportunterricht. Es sollte daher der behandelnde Augenarzt hinzugezogen und individuell entschieden werden, wieweit der Schüler im Sportunterricht eingeschränkt ist.

12.9.3 Neue Erkenntnisse über den grünen Star (Glaukom)

Schüler mit → grünem Star sind *unter Umständen* bereits im Sehen behindert, zugluft- und lichtempfindlich und haben → Gesichtsfeldausfälle, was im Sportunterricht auf jeden Fall berücksichtigt werden sollte.
Körperliche Belastungen im Sportunterricht senken den Augeninnendruck. Sie führen zwar in der ersten halben Stunde bei jedem Auge zu einer Drucksteigerung; diese sinkt aber anschließend wieder ab. Erst stundenlange Drucksteigerung wirkt sich schädigend auf das Auge aus. Ein Patient mit behandeltem Glaukom kann durchaus als normal beanspruchbar eingestuft werden. Bei Sekundärglaukom sollte der behandelnde Augenarzt gefragt werden. Vorsicht ist bei entzündlichen Erkrankungen des Auges geboten.

12.9.4 Optische Sehhilfen im Sportunterricht

Viele Sportlehrer sind unsicher, ob sie den Schülern das Brilletragen während des Sportunterrichts erlauben oder untersagen sollen, weil die Brille bei einem Unfall Verletzungen verursachen kann. Die folgenden Ausführungen sollen dem Sportlehrer entscheiden helfen, wie er sich in einzelnen Fällen verhalten, wie die mögliche Unfallgefahr gering gehalten werden kann und welche anderen Sehhilfen sich anbieten.

12.9.4.1 Brille

Es ist abzuwägen, ob die Brille beim Sportunterricht getragen werden muß oder ob das Sehvermögen ohne Korrektur, d. h. ohne Brille ausreichend ist. Diese Frage muß vom Augenarzt beantwortet werden! Die Gefahr, daß sich ein Schüler im Sportunterricht verletzt, weil er eine Brille trägt, ist nach bisherigen Erfahrungen sehr gering. Die Verletzungsgefahr ist weitaus größer, wenn der Lehrer dem Schüler die Brille verbietet.
Bei der → Weitsichtigkeit (Hyperopie) brauchen Jugendliche, die nicht unter Ermüdungserscheinungen leiden und kein verstecktes Schielen haben, u. U. keine Brille, da sie durch die Anpassungsfähigkeit des Auges ausreichende Sehschärfe im Sportunterricht erzielen.
Bei der → Kurzsichtigkeit (Myopie) müssen Brillen schon bei geringer Gläserstärke (Dioptrienzahl) getragen werden, da die Sehschärfe in der Ferne merklich herabgesetzt ist (Abb. 23).

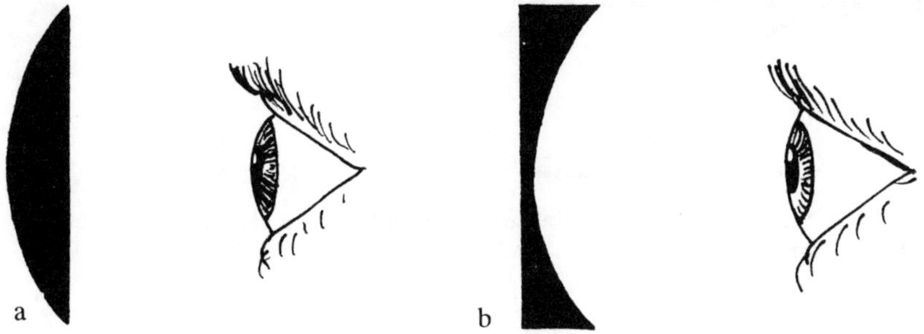

Abb. 23. a) Brillenglas für Weitsichtige. b) Brillenglas für Kurzsichtige

Die Bügel der Brille sollten um das Ohr herumführen, damit sie festsitzt. Diese elastischen Sportbrillenbügel können vom Optiker an Metall- und auch Kunststoffbrillengestelle angebracht werden (Abb. 24a).
Für das Schwimmen gibt es Schwimmbrillenbügel, die es unmöglich machen, die Brille im Wasser zu verlieren. Der Bügel bildet eine Öse, die je nach Ohrgröße verstellbar ist und um das Ohr herumführt. Diese Bügel sind aber *nur für das Schwimmen* geeignet, da sie beim Ausüben anderer Sportarten (z. B. Reiten) unter widrigen Umständen (Stürzen, Hängenbleiben an Ästen etc.) das Ohr abtrennen können (Abb. 24b).
Der Brillenträger müßte also zwei Arten von Sportbrillen besitzen, da nur der Optiker die Brillenbügel auswechseln kann: eine zum Schwimmen mit Schwimmbügeln und eine für Schule, Freizeit und Sport mit Sportbrillenbügeln. Will man die nicht unerheblichen Mehrkosten für eine oder mehrere Sportbrillen vermeiden, kann man sich ein Sportband beim Augenoptiker besorgen, das ca. 6,– DM kostet. Es besteht aus einem verstellbaren breiten Gummiband, dessen Endschlaufen über die Brillenbügel geschoben werden. Seit kurzem gibt es auch Sportbügel, die sich flexibel auf jeden Brillenbügel aufstecken lassen.
Der Augenarzt verschreibt aber auf Wunsch auch eine *Zweitbrille,* die dann, für Sportzwecke entsprechend ausgerüstet, benutzt werden kann. Man sollte sie nicht als Ersatz- oder Reservebrille anfordern, weil die Krankenkassen die Kosten einer Ersatz- oder Reservebrille für Kinder nicht tragen.

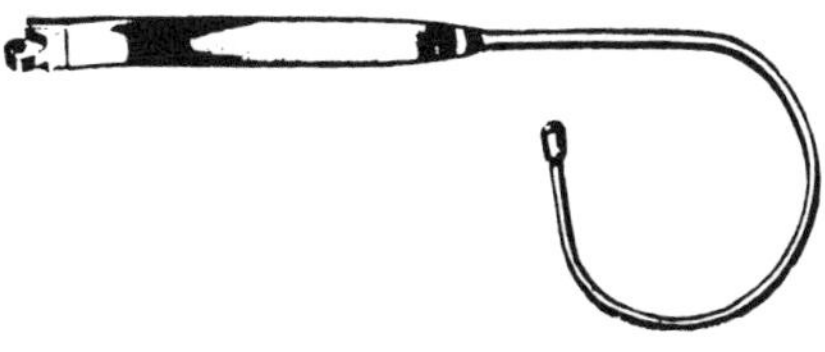

Abb. 24 a. Sportbrillenbügel (Imperialbügel) mit Scharnier. Lagerlänge: 170 mm, Bügelansatz: 5,0 mm, Scharnier: 2,0 mm

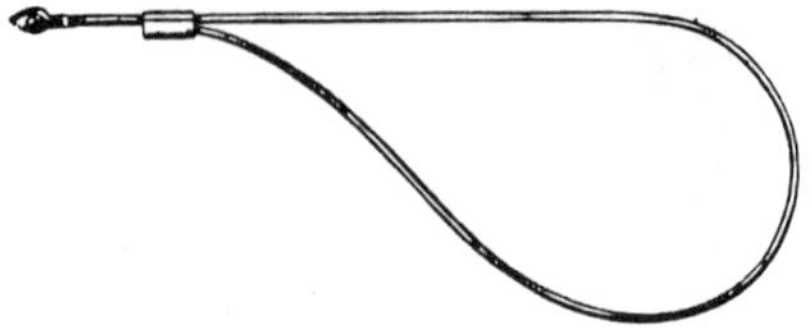

Abb. 24 b. Schwimmbrillenbügel. Ralbacke, jedoch beidseitig verwendbar. Nickel. Lagerlänge: 260 mm

Als weitere Sehhilfen sind noch Chlorbrillen zusätzlich zu Kontaktlinsen oder mit eingeschliffenen Gläsern zu erwähnen. Der Handel bietet in der Regel zwei Arten von Chlorbrillen an: eine mit durchsichtigen Seitenteilen, die relativ viel Wasser durchläßt; die andere sitzt durch Saugränder – ähnlich wie bei Taucherbrillen – sehr fest auf dem Gesicht auf. Bei letztgenanntem Modell kann das ungeschliffene Glas entfernt und durch entsprechend geschliffene Gläser ersetzt werden. Besonders Kindern, die über die subjektiven Faktoren (→ asthenopische Beschwerden) klagen, kann hiermit sehr gut geholfen werden, weil Chlorwasser noch eine zusätzliche Reizung der Augen verursacht. Allerdings darf mit dieser Chlorbrille nicht getaucht werden. Es ist auch möglich – wenn auch recht kostspielig –, Tauchermasken entsprechend der Sehbehinderung umzuarbeiten. Bei Schülern, die immer auf ihre Brille angewiesen sind, kann zusätzlich zu einer handelsüblichen Tauchermaske, z. B. beim Schnorcheln, eine Gasmaskenbrille, die mit Stoffbändern als „Brillenbügel“ ausgestattet ist, sehr gute Dienste leisten (Abb. 25).

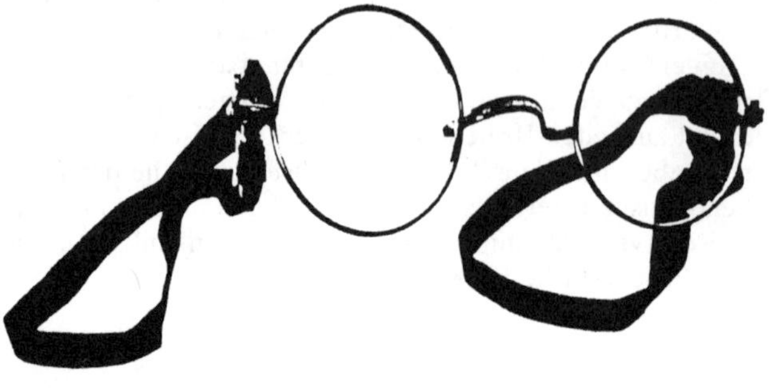

Abb. 25. Gasmaskenbrille

12.9.4.2 Kontaktlinsen

Wie unter 10.1.2 ausgeführt, bieten Kontaktlinsen beim Sport optische und praktische Vorteile und schließen auch die – allerdings sehr geringen – Verletzungsgefahren aus, die bei Glas- oder Gestellbruch auftreten könnten.

Schwitzen verstärkt jedoch Reizzustände, die harte Kontaktlinsen gelegentlich verursachen. Beim Schwimmen werden Kontaktlinsen leicht aus dem Auge herausgespült. Sie sind im Wasser unauffindbar. Aus diesem Grunde können sie nur zusammen mit einer fest ansitzenden Chlor- oder Taucherbrille getragen werden. Weiche Kontaktlinsen sollten nicht unmittelbar nach dem Schwimmen entfernt werden. Es ist auch mit Chlorbrille nicht immer zu vermeiden, daß die Kontaktlinsen mit dem Wasser in Berührung kommen. Dadurch aber sitzen sie besonders fest im Auge, so daß es beim Herausnehmen zu Verletzungen kommen kann. Je größer der Durchmesser einer Kontaktlinse ist, um so weniger besteht die Gefahr, daß sie aus dem Auge rutscht. Wichtig ist also dem Anpasser zu sagen, zu welchen Gelegenheiten die Linsen getragen werden sollen.

12.9.5 Erleichterung bei sportlichen Übungen

Die Teilnahme an sportlichen Übungen wird einem Schüler mit Sehproblemen erleichtert, wenn
- er Gelegenheit erhält, die Sportstätte genau zu erkunden,
- genaue Anweisungen und Erklärungen gegeben werden,
- die Hilfestellung besonders aufmerksam ist,
- farbliche Kontraste (z. B. Ball und Spielfeld) die Übersicht fördern.

13. Nützliche Adressen

13.1 Sehbehindertenschulen

Die Sehbehindertenschulen beraten in der Regel Kinder und Jugendliche mit Sehproblemen und ihre Eltern, auch wenn eine Einschulung in die Sonderschule nicht angestrebt wird. Sie kennen weitere Einrichtungen, an die sich Personen wenden können, die Rat für die Bewältigung von Sehschwierigkeiten suchen.

13.1.1 Bundesrepublik Deutschland

Hermann-Herzog-Schule für Sehbehinderte
Müllerstr. 158/159, 1000 Berlin 65, Tel. (0 30) 45 78 49

Schule für Blinde und Sehbehinderte
Borgweg 17a, 2000 Hamburg 60, Tel. (0 40) 27 40 21

Heinrich-Hertz-Schule, Kooperative Gesamtschule
Grasweg 72–76, 2000 Hamburg 60, Tel. (0 40) 46 67 24 26
(Diese Regelschule nimmt einzelne blinde und sehbehinderte Schüler ab Klasse 5 auf, die das Ziel haben, das Abitur zu machen.)

Staatl. Schule für Sehbehinderte, Zentrum für Beratung und Frühbetreuung Sehgeschädigter
Lutherstr. 14, 2380 Schleswig, Tel. (0 46 21) 2 27 23

Sonderschule für sehbinderte Kinder
An der Gete 103, 2800 Bremen, Tel. (04 21) 4 96–30 01

Schule für Sehbehinderte
Schlägerstr. 36, 3000 Hannover, Tel. (05 11) 1 68–48 81

Wilhelm-Lückert-Schule, Schule für Sprach-, Hör- u. Sehbehinderte
Adolfstr. 67, 3500 Kassel, Tel. (05 61) 2 23 37

Rheinische Schule für Sehbehinderte
Lärchenweg 23, 4000 Düsseldorf 13, Tel. (02 11) 74 10 63/64

Rheinische Schule für Sehbehinderte
Johanniterstr. 103/105, 4100 Duisburg, Tel. (02 03) 66 00 31

Westfälische Schule für Sehbehinderte
Bröderichweg 45, 4400 Münster, Tel. (02 51) 21 23 51

Westfälische Schule für Sehbehinderte, Martin-Bartels-Schule des Landschaftsverbandes Westfalen-Lippe
Marsbruchstr. 178, 4600 Dortmund 41, Tel. (02 31) 45 03 31 66

Westfälische Schule für Sehbehinderte
Lasthausstr. 10, 4660 Gelsenkirchen-Buer, Tel. (02 09) 39 91 11

Westfälische Schule für Sehbehinderte
Bökenkampstr. 15, 4800 Bielefeld 1, Tel. (05 21) 6 53 70

Rheinische Schule für Sehbehinderte
Weberstraße, 5000 Köln 1, Tel. (02 21) 23 87 22

Rheinische Schule für Sehbehinderte, Schulzentrum Laurensberg,
Hander Weg, 5100 Aachen, Tel. (02 41) 17 25 75

Landesheim und Schule für Blinde und Sehbehinderte
Feldkircher Str. 100, 5450 Neuwied 1, Tel. (0 26 31) 7 20 21/2

Carl-Strehl-Schule, Gymnasium für Blinde und Sehbehinderte
(allgemeinbildender und berufsbildender Gymnasialzweig)
Am Schlag 6a, 5500 Marburg/Lahn, Tel. (0 64 21) 6 70 53

Westfälische Schule für Sehbehinderte
Zur Wolfsschlade 3, 5960 Olpe-Sassmicke, Tel. (0 21 61) 43 80

Hermann-Herzog-Schule, Schule für Sehbehinderte mit Realschulklassen d. Stadt Frankfurt
Fritz-Tarnow-Str. 27, 6000 Frankfurt 1, Tel. (06 11) 2 12-51 31

Helen-Keller-Schule, Schule für Sprachbehinderte und Sehbehinderte
Landgrabenstr. 9, 6200 Wiesbaden-Dotzheim, Tel. (0 61 21) 31 87 50

Staatliche Schule für Blinde und Sehbehinderte
Dillinger Straße, 6610 Lebach, Tel. (0 68 81) 40 51/2

Albrecht-Dürer-Schule, Schule für Sehbehinderte, Baumstr. 24, 6800 Mannheim 31, Tel. (06 21) 73 41 40 und 73 32 49

Schule für Sehbehinderte
Jakobstr. 11, 7000 Stuttgart 1, Tel. (07 11) 2 16 62 89
Beratungsstelle (07 11) 8 40 28 31

Nikolauspflege Stuttgart – Private Bildungsstätte für Blinde und Sehbehinderte:
Berufsbildungswerk – Sonderberufsschule – Wirtschaftsschule
Am Kräherwald 271, 7000 Stuttgart, Tel. (07 11) 65 10 73

Schule für Sehbehinderte
Schillerstr. 3, 7100 Heilbronn, Tel. (0 71 31) 56 24 74

Schule für Blinde und Sehbehinderte St. Franziskus Heiligenbronn
7230 Schramberg 12, Tel. (0 74 22) 60 31

Schule am Weinweg, Schule für Sehbehinderte, Grund-, Haupt-, Realschule,
Weinweg 1, 7500 Karlsruhe, Tel. (07 21) 1 33 33 13

Staatliche Schule für Sehbehinderte, Heimsonderschule St. Michael
Wisserswandstr. 50, 7808 Waldkirch, Tel. (0 76 81) 60 17

Heimsonderschule für Blinde und Sehbehinderte St. Josef
7985 Baindt, Tel. (0 75 02) 26 89

Schule für Sehbehinderte
Raiffeisenstraße, 8044 Unterschleißheim, Tel. (0 89) 3 10 20 78

Sonderschulen für Blinde und Sehbehinderte der Blindenanstalt Nürnberg e. V.
Brieger Str. 21, 8500 Nürnberg, Tel. (09 11) 80 30 21

Graf-von-Bentheim-Schule, Schule für Blinde und Sehbehinderte der Blindeninstitutsstifung
Ohmstr. 7, 8700 Würzburg, Tel. (09 31) 2 09 20

13.1.2 Österreich

Öffentliche Volks- und Hauptschule für sehgestörte Kinder
Zinckgasse 12–14, 1150 Wien XV, Tel. (02 22) 92 51 91

Landesblinden- und -sehbehindertenschule
Ing.-Etzel-Straße 71, 6020 Innsbruck, Tel. (0 52 22) 3 31 09

Privat-Sonderschule für sehbehinderte und blinde Kinder
Leonhardstr. 130, 8010 Graz, Tel. (03 16) 3 16 97

13.1.3 Schweiz

Heimschulen

Centre pédagogique pour handicapés de la vue
30, av. de France, 1004 Lausanne, Tel. (0 21) 24 11 71

Schulheim für Blinde und Sehschwache
Kirchlindachstraße 49, 3052 Zollikofen, Tel. (0 31) 57 25 16

Sonnenberg, Schule für Sehbehinderte und Blinde
Landhausstraße 20, 6340 Baar, Tel. (0 42) 31 99 33

Tagesschulen

Regionale Tagesschulen beider Basel, Abt. Sehbehinderte
Baselstr. 43, 4142 Münchenstein, Tel. (0 61) 46 25 25

Sonderschule der Stadt Zürich für Sehbehinderte
Arbentalstraße 28, 8045 Zürich, Tel. (01) 4 62 34 55
ab ca. Nov. 84: Altstetterstr. 171, 8048 Zürich

13.2 Sonstige Beratungsstellen

13.2.1 Bundesrepublik Deutschland

Bund zur Förderung sehbehinderter Kinder e.V.
Gottfried-Keller-Str. 53, 4000 Düsseldorf 1, Tel. (02 11) 43 29 29

BFS Landesverband Berlin
1. Vors.: Bodo Stüwe
Kölner Damm 24, 1000 Berlin 47, Tel. (0 30) 6 04 47 99

Vereinigung der Freunde blinder und sehbehinderter Kinder e.V.
Borgweg 17a, 2000 Hamburg 60, Tel. (0 40) 27 40 21

Beratungszentrum für Behinderte
Fuhlsbütteler Str. 401, 2000 Hamburg 60, Tel. (0 40) 63 85 20 64

Verein zur Förderung sehgeschädigter Kinder und Jugendlicher in Schleswig-Holstein e. V.
1. Vors.: Frau U. Sturm
Ruschsehen 6, 2300 Klausdorf-Schwentine, Tel. (04 31) 7 98 22

Verein der Freunde der Schule für Sehbehinderte, Hannover
1. Vors.: Heinrich Brand
Poggenworthstr. 21, 3017 Pattensen 5, Tel. (0 50 69) 63 21

Verein zur Förderung Sehbehinderter
1. Vors.: Herr Peters
Lärchenweg 23, 4000 Düsseldorf 13, Tel. (02 11) 74 10 63/64

BFS Kreisgruppe Mülheim-Ruhr
1. Vors.: Helmut Schöller
Heissener Str. 87, 4330 Mülheim-Ruhr, Tel. (02 08) 47 15 37

Verein zur Förderung Sehbehinderter e.V., Köln
Weberstraße, 5000 Köln 1
1. Vors.: Dieter Faßbender
Lotharstr. 151, 5300 Bonn 1, Tel. (02 28) 21 33 98

Verein zur Förderung Sehbehinderter, Aachen
1. Vors.: B. Jürgen Ehrig,
Anton-Bruckner-Str. 18, 5132 Übach-Palenberg, Tel. (0 24 06) 20 65

Verein zur Förderung Sehbehinderter e.V., Mannheim
Joseph-Bauer-Str. 2, 6800 Mannheim-Feudenheim

Verein zur Förderung Sehbehinderter Kurpfalz-Odenwald e.V.
Schulplatz 4, 6900 Heidelberg, Tel. (0 62 21) 6 07 59

Landesärztin Frau Dr. Anita Blankenagel
Universitätsaugenklinik Heidelberg, Abt. Sozialophthalmologie
Bergheimer Str. 20, 6900 Heidelberg, Tel. (0 62 21) 56 51 23

Verein zur Förderung Sehbehinderter Stuttgart e.V. im SBV,
Dr. Wolfgang Bührer
Bußbachstraße 4, 7000 Stuttgart 1 (VFS), Tel. (07 11) 47 92 17

Verein zur Förderung Sehbehinderter Heilbronn e.V.
Schillerstr. 3, 7100 Heilbronn, Tel. (0 71 31) 56 24 74

Verein zur Förderung der Blinden u. Sehbehinderten e.V., Schramberg
St. Franziskus, 7231 Schramberg-Heiligenbronn

Verein zur Förderung Sehbehinderter e.V., Karlsruhe
Weinweg 1, 7500 Karlsruhe, Tel. (0 72 44) 9 15 15

Verein zur Förderung Sehbehinderter Waldkirch e.V. im SBV
Wisserswandstr. 50, 7808 Waldkirch i. Br., Tel. (0 76 81) 60 17

Beratungsstelle für Sehbehinderte, Nürnberg
Margarete Tanner
Briegerstr. 3, 3. Stock, 8500 Nürnberg, Tel. (09 11) 89 88 58

Verein für Sehgeschädigtenerziehung e.V., Augsburg
→ 13.1.1. Schule für Sehbehinderte, 8044 Unterschleißheim

13.2.2 Österreich

Interessengemeinschaft Eltern sehgeschädigter Kinder
Mariahilfer Gürtel 4, 1060 Wien, Tel. (02 22) 57 62 70 oder (02 22) 52 54 49
(Maria Rauch, Soziales Hilfswerk, Falkestr. 3, 1010 Wien)

13.2.3 Schweiz

Service social fribourgeois
chemin des Pommiers 5, 1700 Fribourg, Tel. (0 37) 26 43 56 und 26 23 32

Centre médico-social régional de St-Guérin
3, rue St-Guérin, 1950 Sion, Tel. (0 27) 23 29 13

Beratungsstelle des Schweiz. Blinden-Bundes
Maulbeerstraße 14, 3001 Bern, Tel. (0 31) 25 11 53

Beratungsstelle für Sehbehinderte des Bernischen Blindenfürsorgevereins
Neufeldstraße 97, 3012 Bern, Tel. (0 31) 24 41 14

Sozialdienst des SBV
Zähringerstraße 49, 3012 Bern, Tel. (0 31) 23 68 94

Blindenfürsorge Oberwallis
Schinerstraße 6, 3900 Brig, Tel. (0 28) 23 15 47

Beratungsstelle für Sehbehinderte Basel-Stadt und -Land
Sevogelstraße 52, 4052 Basel, Tel. (0 61) 42 46 36

Solothurnische Beratungsstelle für Sehbehinderte
Dornacherstraße 10, 4600 Olten, Tel. (0 62) 32 77 20

Beratungsstelle für Sehbehinderte des Aargauischen Blindenfürsorgevereins
Vordere Vorstadt 16, 5000 Aarau, Tel. (0 64) 22 81 02

Beratungsstelle für Sehbehinderte SBV
Hirschmattstraße 13, 6003 Luzern, Tel. (0 41) 23 11 22

Beratungsstelle des Blindenfürsorge-Vereins Innerschweiz
Kantonsstraße 2, 6048 Horw, Tel. (0 41) 41 92 80

Beratungsstelle für Sehbehinderte SBV
Hartbertstr. 1, 7000 Chur, Tel. (0 81) 22 81 50

Beratungsstelle für Sehbehinderte OBV
Hartbertstr. 1, 7002 Chur, Tel. (0 81) 22 04 94

Beratungsstelle für Sehbehinderte des Zürcher kantonalen Blindenfürsorge-Vereins
Lutherstraße 14, 8004 Zürich, Tel. (01) 2 42 31 32

Beratungsstelle des Schweiz. Blinden-Bundes
Friedackerstraße 8, 8050 Zürich, Tel. (01) 3 12 74 30

Sonderpädagogische Beratungsstelle mit ambulantem Dienst SVEBK
Döltschihalde 27, 8055 Zürich, Tel. (01) 4 63 21 29

Beratungsstelle und Sozialdienst für Sehbehinderte OBV, Zweigstelle Pfungen
Postfach 17, 8422 Pfungen, Tel. (0 52) 31 11 99

Beratungsstelle u. Sozialdienst für Sehbehinderte OBV
Bruggwaldstraße 37b, 9009 St. Gallen, Tel. (0 71) 24 66 46

Berufsberatung für Sehbehinderte
Blinden-Leuchtturm
Leonhardstraße 14, 8001 Zürich, Tel. (01) 47 01 30

oder bei der zuständigen IV-Regionalstelle

Allgemeine Auskünfte
Schweizerischer Blinden- und Sehbehindertenverband SBV
Postfach 55, 3000 Bern 9, Tel. (0 31) 23 33 76

Schweizerische Bibliothek für Blinde und Sehbehinderte
Albisriederstraße 399, 8047 Zürich, Tel. (01) 52 10 90

Schweizerische Vereinigung der Eltern blinder und sehschwacher Kinder
Regensbergstraße 121, 8050 Zürich, Tel. (01) 3 12 48 40

Schweizerischer Blinden-Bund SBB
Friedackerstraße 8, 8050 Zürich, Tel. (01) 3 12 74 30/31

Schweizerischer Zentralverein für das Blindenwesen SZB
Schützengasse 4, 9000 St. Gallen, Tel. (0 71) 23 36 36

13.3 Hilfsmittel

Bei der Aufzählung der Hilfsmittel und Bezugsquellen handelt es sich nur um eine Auswahl.

13.3.1 Optische Hilfsmittel

Lupen, Lesestäbe, Lesebänke, Monokulare, Lesehilfegerät
Einen in diesem Bereich erfahrenen Optiker kann die nächstliegende Sehbehindertenschule benennen. Evtl. kann ein Lehrer dieser Schule auch helfen, die Instrumente auszuprobieren, und ein einführendes Training geben. Da die Kosten für diese Sehhilfen von der Krankenkasse übernommen werden, muß der Augenarzt sie verschreiben.

Einrichtungen, die in jedem Fall Rat und Hilfe geben können, sind:
Institut für Rehabilitation und Integration Sehgeschädigter (IRIS)
Sierichstaße 56, 2000 Hamburg 60, Tel. 0 40 / 2 70 04 22

Rehabilitationseinrichtung für Sehgeschädigte (RES) der Deutschen Blindenstudienanstalt
Am Schlag 8, Postfach 1160, 3550 Marburg/Lahn, Tel. 0 64 21 / 6 70 53

Folgende *Monokulare* haben sich bewährt:

von der Firma Eschenbach

Telemonokular Nr. 4170 / 8×20. Vergrößerung 8fach.
Schärfenbereich *ohne* Zusatzlinse 0,28 m bis unendlich;
Schärfenbereich *mit* Zusatzlinse 0,12 m bis 0,28 m bei Vergrößerung von 8fach bis 25fach. Länge 8,5 cm bis 13 cm. Ca. DM 270,– mit Zusatzlinse; ohne Zusatzlinse ca. DM 160,–

Telemonokular Nr. 4170 / 8×30. Vergrößerung 8fach.
Schärfenbereich *ohne* Zusatzlinse 0,52 m bis unendlich;
Schärfenbereich *mit* Zusatzlinse 0,26 m bis 0,52 m bei Vergrößerung von 8fach bis 10fach. Länge 13,5 cm bis 17 cm. Ca. DM 350,– mit Zusatzlinse; ohne Zusatzlinse ca. DM 190,–

Telemonokular Nr. 4171 / 4×12. Vergrößerung in der Ferne 4fach, in der Nähe 7fach. Schärfenbereich 20 cm bis unendlich. Länge 5 cm. Ca. DM 280,–

von der Firma Zeiss

Zeiss 8×30 B Mono Dialyt. Vergrößerung 9fach. Schärfenbereich ca. 2 m bis unendlich. Länge 13,2 cm. Ca. DM 580,–

Zeiss 8×20 Mono. Vergrößerung 8fach. Schärfenbereich 2 m bis unendlich. Länge 8,8 cm. Ca. DM 260,–

Zeiss 6×20 B. Vergrößerung 6fach. Schärfenbereich ca. 2 m bis unendlich. Länge 8,8 cm. Ca. DM 260,–

Zeiss 3×12 B. Vergrößerung in der Ferne 3fach, in der Nähe 5fach. Schärfenbereich ca. 20 cm bis unendlich. Länge 5 cm. Ca. DM 320,–

Lesegerät „Magnuskop". *A*. Vergrößerung von 4,2 × bis ca. 11,2 ×, wenn die Vorlage auf dem Kreuzschlitten liegt. *B*. Preis: ca. DM 2500,– für das Gerät und ca. DM 750,– für das Fernglas (mit Adapter). Zu beziehen beim Optiker oder bei der Fa. Oculus Optikgeräte GmbH, Dutenhofen, 6330 Wetzlar 17

13.3.2 Bildschirmlesegeräte und andere elektronische Lesehilfen

Es gibt verschiedene Modelle, die technisch unterschiedlich konzipiert sind und daher Unterschiedliches leisten. Einige moderne Geräte haben z. B. einen blendfreien Bildschirm, mehrere ermöglichen die Projektion eines Textes direkt von der eingespannten Schreibmaschinenseite auf den Monitor. Der Preis ist dementsprechend verschieden. Auf jeden Fall sollte man die Geräte ausprobieren, bevor man sie sich vom Augenarzt verschreiben läßt und bei der Krankenkasse einen Antrag auf Übernahme der Kosten stellt.

Apollo 2 C. *A*. Vergrößerung von 6 × bis 60 ×. *B*. Schwarz-Weiß-Umkehrschaltung vorhanden. *C*. Elektronische Kulisse eingebaut. *D*. Kamera schwenkbar (z. B. auf Tafelbild). *E*. Preis: ca. DM 5800,–. Vertrieb und Service: Deutsche Blindenstudienanstalt e. V., Am Schlag 8, 3550 Marburg und Verein zur Förderung der Blindenbildung e. V., Bleekstr. 26, 3000 Hannover-Kirchrode.

Magnilink. Fernsehlesegerät; das Grundgerät kann an jedes vorhandene Fernsehgerät angeschlossen werden. Allerdings ist dann die Bildqualität (insbesondere bei Farbfernseher) meist geringer, als wenn der systemzugehörige Monitor verwendet wird (abhängig von Bandbreite). *A*. Vergrößerung von 3 × bis 40 × (abhängig von Einstellung und Bildschirmabmessung; im Nahbereich bis 54 ×). *B*. Schwarz-Weiß-Umkehrschaltung vorhanden. *C*. Elektronische Kulisse eingebaut. *D*. Preis: Basiseinheit ohne Monitor ca. DM 5400,– bzw. 4300,– (abhängig vom Kameratyp). Monitor ca. DM 1100,–. Kreuzschlittentisch ca. DM 1000,–. Vertrieb und Service: Oculus Optikgeräte GmbH, Dutenhofen, 6330 Wetzlar 17

Magnivision. *A*. Vergrößerung von 13 × bis zu 38 ×, wenn die Vorlage auf dem Kreuzschlitten liegt. Eine Vergrößerung bis zu 60 × kann erreicht werden, wenn man die Vorlage näher an die Kamera bringt. *B*. Schwarz-Weiß-Umkehrschaltung vorhanden. *C*. Elektronische Kulissen (waagerecht und senkrecht) und Hilfslinien vorhanden. *D*. Zweite Kamera anschließbar, die frei gerichtet werden kann (z. B. auf Tafelbild). Monitor ist teilbar, so daß oben das Bild der einen Kamera, unten das der anderen wiedergegeben wird. *E*. Preis: ca. DM 8100,–. Vertrieb und Service: Blindenstudienanstalt e. V. und Oculus Optikgeräte GmbH (Adressen s. o.)

Philips TV Lupe. A. Vergrößerung von 3 × bis zu 24 ×. Einfach zu handhaben. Es ist schwierig, unter diesem Gerät Buchseiten umzublättern. *B.* Keine elektronische Kulisse vorhanden. *C.* Preis: ca. DM 6300,–. Neues Gerät für Mitte 1984 angekündigt. Bei Vorgängertyp vor allem Bildschirm veraltet (zu geringes Auflösungsvermögen). Vertrieb und Service: Dorn GmbH, Audiometrische Technik und Verstärkeranlagen, Kroonstücken 13–15, 2000 Hamburg 13

Reinecker. Verschiedene Gerätetypen. *A.* Vergrößerung von 5 × bis 25 × oder 3 × bis 45 × und weitere Möglichkeiten. *B.* Schwarz-Weiß-Umkehrschaltung vorhanden. *C.* Waagerechte elektronische Kulisse vorhanden. *D.* Preis: von ca. DM 6300,– bis DM 10 300,–. Colorgerät ca. DM 12 500,–. Neu ab Mitte 1984 Tischgerät *Videomatic B* mit neuartigem Bildschirm (17×32 cm statt dem bisher üblichen Breite-/Höheverhältnis 5:4; keine elektronische Kulisse). Vertrieb und Service: Reinecker Videotechnik GmbH, Darmstädter Str. 3, 6101 Bickenbach

Tieman Typ Standard (Abb. 26). Monitor mit zentral aufgesetzter Kamera. *A.* Vergrößerung je nach Objektiv 3 × bis 12 × oder 5 × bis 25 × oder 8 × bis 35(40) ×. *B.* Schwarz-Weiß-Umkehrschaltung vorhanden. *C.* Waagerechte elektronische Kulisse eingebaut. *D.* Anschluß für Handkamera nachrüstbar. *E.* Preis: ca. DM 6400,–. Vertrieb und Service: F. H. Papenmeier GmbH & Co. KG, Postfach 1620, 5840 Schwerte

Tieman Typ Mini. Kleines transportables Bildschirmlesegerät. *A.* Vergrößerung 3 × bis 35 ×. *B.* Schwarz-Weiß- bzw. Grün-Weiß-Umkehrschaltung vorhanden. *C.* Elektronische Kulisse eingebaut. *D.* Eingebauter Umlenkspiegel zum Ablesen des Textes einer flachen Reiseschreibmaschine. *E.* Anschluß für Handkamera nachrüstbar. *F.* Preis: ca. DM 7600,–. Vertrieb und Service: F. H. Papenmeier (Adresse s. o.)

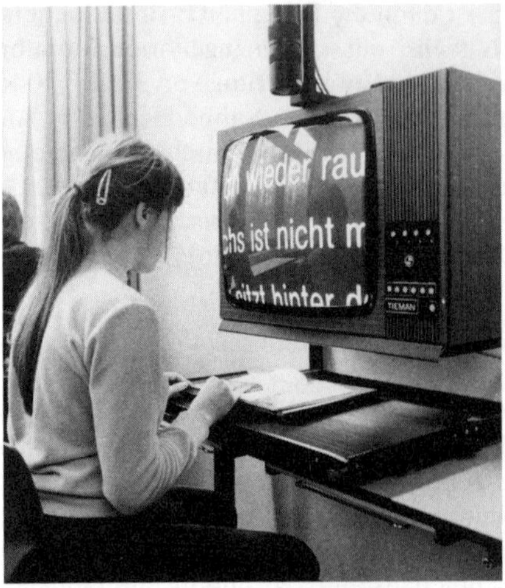

Abb. 26. Tieman Typ Standard

TV-Sehhilfe RC 75. A. Vergrößerung von 9 × bis zu 49 × u. a. *B.* Schwarz-Weiß-Umkehrschaltung vorhanden. Auslaufendes Modell. Soll im Herbst durch neue Geräte mit flimmerfreiem Bildschirm ersetzt werden. Neben einem Schwarz-Weiß-Gerät ist auch eine Color-Sehhilfe in der Entwicklung. Zu beziehen von: mess + video-technik Hamburg, Gotenstr. 13, 2000 Hamburg 1

Visualtek Typ XL 51. Elektronische Kamera mit getrenntem Monitor. *A.* Vergrößerung 4 × bis zu 60 ×. *B.* Schwarz-Weiß-Umkehrschaltung vorhanden. *C.* Elektronische Kulisse eingebaut. *D.* Zusätzliche Kamera für Schreibmaschine kann eingebaut werden (die Bilder beider Kameras erscheinen getrennt auf einem Bildschirm). *E.* Preis: ca. DM 9000,–. Vertrieb und Service: Baum Elektronik GmbH, Schloß Langenzell, 6901 Wiesenbach; Niederlassung: Grüner Weg 1, 4775 Lipptal-Lippborg

Visualtek Typ Voyager. Kleines transportables Bildschirmlesegerät. *A.* Vergrößerung 3 × bis zu 45 × (Standardmodell) bzw. 3 × bis 30 × (Basismodell). *B.* Schwarz-Weiß- bzw. Grün-Weiß-Umschaltung vorhanden. *C.* Elektronische Kulisse eingebaut. *D.* Ausklappbare Spiegeleinrichtung ermöglicht beim Standardmodell Arbeiten mit der Schreibmaschine direkt unter dem Gerät. *E.* Preis: ca. DM 7500,–. Vertrieb und Service: s. o.

TV-Text-Darbietungsgerät. Dieses Gerät bietet auch Text auf einem Bildschirm dar, setzt aber voraus, daß der Text digital codiert verfügbar ist, wie in Computern, elektronischen Schreibmaschinen, Fernschreibern oder als Bildschirmtext (BTX). *A.* Buchstabengröße 1,3 cm bis 20 cm. *B.* Textausgabegeschwindigkeit regulierbar. *C.* Preis: ab DM 11 000,–. Herstellung und Vertrieb: F. H. Papenmeier (→ Tieman).

Viewscan (Abb. 27). Z. Zt. kleinstes elektronisches Lesegerät für hochgradig Sehbehinderte, das nur etwa 4 kg Gewicht hat. Teil des Viewscan-Text-Systems, aber auch einzeln verwendbar. Das Lesegut (gedruckter Text) wird mit einer kleinen Handkamera abgetastet und auf einem flachen Bildschirm von etwa 23 × 9 cm in helloranger Schrift dargestellt. Die Kameraführung erfordert etwas Übung, ist jedoch innerhalb kurzer Zeit erlernbar. *A.* Vergrößerung 4 × bis 64 ×. *B.* Positiv-Negativ-Umkehrschaltung vorhanden. *C.* Netz- und Akku-Betrieb möglich. *D.* Preis: ca. DM 9600,–. Vertrieb und Service: Baum Elektronik GmbH (→ Visualtek)

Viewscan-Text-System. Das Viewscan-Text-System (VTS) ist ein kleines, tragbares Textverarbeitungssystem für hochgradig Sehbehinderte. Es besteht aus einem Computersystem (EPSON HX-20) mit entsprechender Software, dem integrierten elektronischen Lesegerät Viewscan und einer Schnittstelle zur Benutzung des Lesegerätes als Bildschirm. Das System ist in einem handlichen Metall-Tragekoffer untergebracht und kann sowohl am Netz als auch netzunabhängig betrieben werden. Die Größe ist zusammengeklappt etwa 40 × 23 × 11 cm; das Gewicht etwa 8 kg. Man kann mit dem Gerät: Text über eine normale Schreibmaschinentastatur eingeben, nachträglich verändern und auf einer Mini-

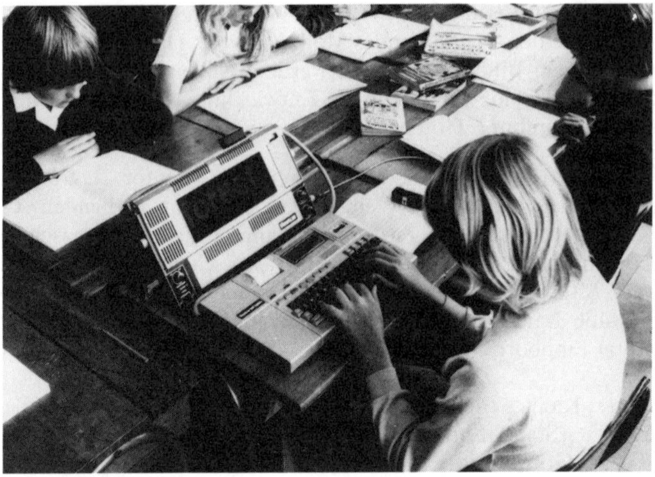

Abb. 27. Viewscan

kassette abspeichern (bis zu etwa 50 Schreibmaschinenseiten); Texte von der Kassette wieder aufrufen und über einen extern angeschlossenen Drucker ausgeben; mit einer kleinen Handkamera gedruckte Texte lesen; das System als Personal-Computer – programmierbar in Basic – einsetzen. Das Gerät ist aufgrund seiner Größe und Leistungsfähigkeit sowohl in der Schule als auch an Arbeitsplätzen einsetzbar. Preis: ca. DM 20 000,–. Vertrieb und Service: Baum Elektronik GmbH (→ Visualtek)

Visulex – D. Elektronisches Speicher- und Abrufsystem für Sehbehinderte auf Diskettenbasis mit Darstellung des Textes in „Laufschrift" über Bildschirmlesegerät (Farbmonitor optionell), stationäres Gerät, Buchstabenvergrößerung gegenüber Schreibmaschinenschrift ca. 5- bis 100fach. Preis: je nach Ausstattung ab DM 2600,–. Hersteller und Vertrieb: F. H. Papenmeier (→ Tieman)

Visulex. Schreibarbeitsplatz für hochgradig Sehbehinderte, spezielle elektronische Büroschreibmaschine, angeschlossen an ein Bildschirmlesegerät. Die Textübertragung auf das Bildschirmlesegerät erfolgt nicht über eine Kamera. Buchstabenvergrößerung gegenüber Schreibmaschinenschrift ca. 10- bis 30fach. Preis: mit Bildschirmlesegerät und Schreibmaschine ca. DM 27 000,–. Hersteller und Vertrieb: F. H. Papenmeier (→ Tieman)

13.3.3 Schreibmaschinen

Die früher übliche Umrüstung mechanischer Schreibmaschinen auf vergrößerte Schrifttypen (Plakatschrift) entfällt inzwischen weitgehend. Für die neuen Maschinentypen sind Kugelköpfe bzw. Typenräder mit Buchstabengrößen bis knapp 4 mm beschaffbar. In den Prospekten der Schreibmaschinenhersteller sind die lieferbaren Schrifttypen abgebildet.

13.3.4 Kassettenrekorder

In der Schule sollen Kassettenrecorder dem Schüler mit Sehproblemen als akustischer Notizblock und Abhörgerät für gesprochene Texte usw. (→ 10.2.2) dienen. Ein Mono-Gerät reicht also. Entsprechend bleiben Ausmaß und Gewicht des Rekorders niedrig.
Handliche, robuste und einfach zu bedienende Kassettenrekorder verschiedener Hersteller bietet der Fachhandel an. Die Typen und Bezeichnungen wechseln häufig. Eine gute Beratung sollte dem Kauf eines Gerätes vorausgehen. Preise ab ca. 200,– DM.
Ein Kassettenrekorder, der auf verschiedene Bandgeschwindigkeit bei Wiedergabe eingestellt werden kann, ohne daß die Tonhöhe sich verändert, ist der APH-Cassetten-Recorder 3 – 5193. Preis: ca. DM 650,– Vertrieb: Verein zur Förderung der Blindenbildung, Bleekstr. 26, 3000 Hannover 71 und Deutsche Blindenstudienanstalt – Abt. Vertrieb – Am Schlag 8, 3550 Marburg/L. Dort auch Sonderprospekte. Wer durch Signalgeber Texte strukturieren und an Dauer und Art des Summtons Kapitel, Seiten, Stichworte o. ä. beim schnellen Rück- oder Vorlauf erkennen möchte, hat zwei Möglichkeiten: entweder einen Kassettenrekorder mit eingebautem Signaltongeber zu kaufen, z. B. den ITT-Cassetten-Recorder SL 600 (Preis: ca. DM 350,–) oder sich mit einem Signalgeber zur akustischen Einteilung von Texten auf Tonträgern (Band und Kassetten) auszurüsten, der an jedes Tonband- oder Kassettengerät angeschlossen werden kann, den Teco – 006. Preis: ca. DM 120,–. Vertrieb beider Geräte: Verein zur Förderung der Blindenbildung und Deutsche Blindenstudienanstalt (→ oben).

13.3.5 Elektronische Rechner

Der Handel bietet verschiedene Rechner, deren Anzeige übersichtlich und groß ist. Die Farben, in denen die Zahlen erscheinen, und der Kontrast gegenüber dem Hintergrund sind unterschiedlich. Es lohnt sich also, sich in einem größeren Fachgeschäft umzusehen.
Einen technisch-wissenschaftlichen Rechner mit 20 mm hoher Anzeige (Typenbezeichnung SBR 30) bietet AEG-Telefunken an. Preis ca. DM 150,– (auslaufendes Modell). Vertrieb: AEG-Telefunken, Nachrichten- und Verkehrstechnik, Industriestr. 29, 2000 Wedel/Holst.
Bis vor kurzem haben verschiedene Hersteller (z. B. sharp, Typ EL 620/620 G und EL 640/640 G) sprechende Rechner angeboten, die auch mit Kopfhörer-Anschluß geliefert werden konnten. Restposten werden noch einige Zeit erhältlich sein, z. B. beim Verein zur Förderung der Blindenbildung (Adresse → 13.3.4)

13.3.6 Hefte, Schreibschablonen, Zirkel, Lineale, Klarsichtfolie

Druckvorlagen, die kräftigere und geräumigere Lineaturen haben, können bei Sehbehindertenschulen ausprobiert werden. Es empfiehlt sich, die geeigneten Muster auszuleihen und bei einer Druckerei im Offsetverfahren eine größere Anzahl herstellen zu lassen.
Muster leihen aus:

1. Verein zur Förderung Sehbehinderter e. V., Wisserswandstr. 50, 7808 Waldkirch (druckt auch größere Mengen). Der Verein druckt gegen Aufpreis jede individuell gestaltete Lineatur.
2. AG Lehr- und Lernmittel des VBS, z. Hd. Frau Tanner, Sehbehindertenschule, Brieger Str. 21, 8500 Nürnberg
3. Herr Kotz, Westfälische Schule für Sehbehinderte, Zur Wolfsschlade 3, 5960 Olpe-Sassmicke

Hefte (Abb. 28 und 29) mit kräftigeren und geräumigen Lineaturen sind lieferbar bei Sattler & Koß, 4134 Rheinberg

Schreibschablonen mit aufklappbarem Gitter in
DIN A 4, Pappe, 20 Zeilen Preis: ca. DM 16,–
DIN A 5, Leichtmetall, 15 Zeilen Preis: ca. DM 28,–
Erhältlich bei: Verein zur Förderung der Blindenbildung und Deutsche Blindenstudienanstalt (Adressen → 13.3.4).
Abb. 30 zeigt eine leicht selbst herstellbare, aber auch käufliche kleine Schreib- und Leseschablone.

Zirkel, Lineale und Winkelmesser mit Markierungen für Blinde können bei denselben beiden Einrichtungen bestellt werden (Adressen → 13.3.4). Zusätzliche Kennzeichnungen mit wasserfestem Filzstift erleichtern Sehbehinderten den Gebrauch.

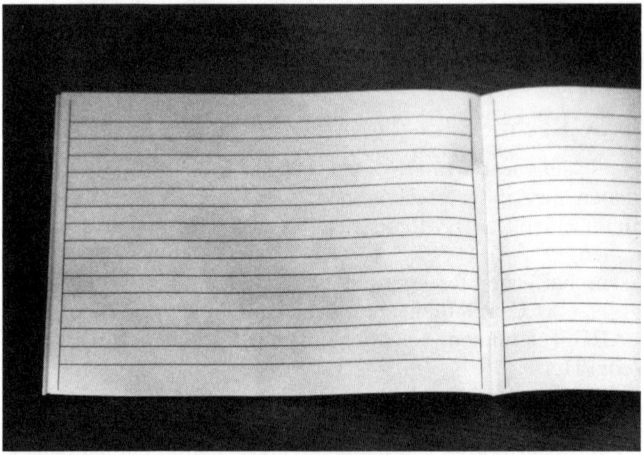

Abb. 28. Spezialheft liniert

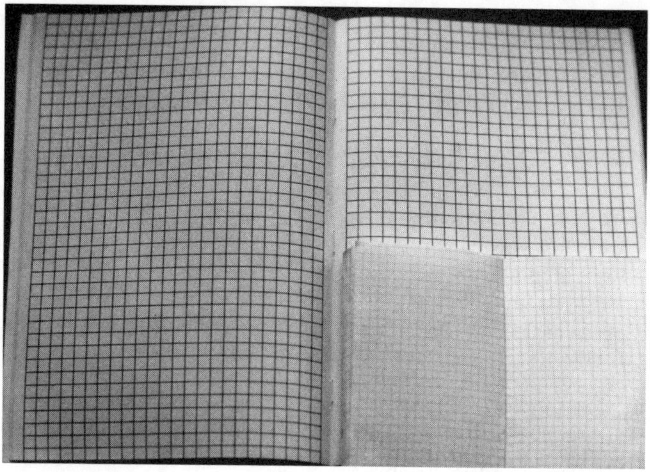

Abb. 29. Spezialheft (kariert), normalgroße Karos zum Vergleich

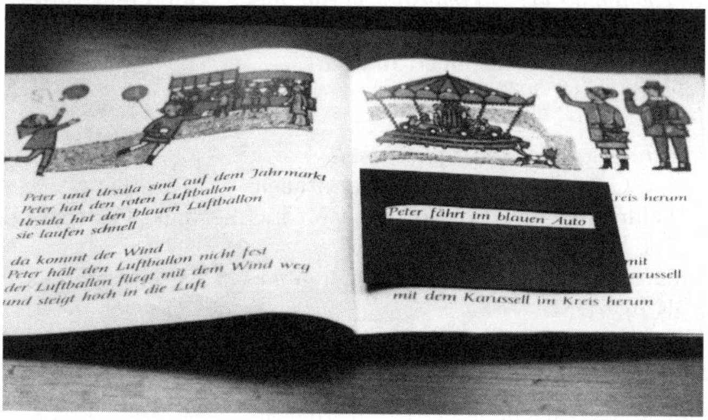

Abb. 30. Kleine Schablone

Klarsichtfolie in verschiedenen Farben (gelb, grün, orange) ist in Schreibwaren- und Bürobedarfsgeschäften erhältlich.

13.3.7 Konzepthalter

Dentax D 109 (Preis: ab. DM 600,– je nach Modell). Mit Elektromotor zur Vor- und Rückwärtsbeförderung des Manuskripts (Fußschaltung). Ausstattung mit Lupe (Vergrößerung 3×) möglich.

Dentax M (Preis: ca. DM 150,– mit Zeilenlineal). Vorlagenhalter, manuelle Ausführung. Tischstandgerät
Generalvertrieb:
IRT – Erich Kipper, Postfach 73, 6050 Offenbach/Main 1

Visodesk TG, mit Zahlenzeiger; Preis: ca. DM 152,– (manuelle Ausführung); ca. 700,– DM (elektronische Ausführung) mit Tischklammer (Konsole) oder wahlweise mit Standfuß; inkl. Anschluß für Beleuchtung.
Zubehör wird gegen Aufpreis geliefert, z. B. Vergrößerungslineale und kabellose, blendfreie Beleuchtung
Vertrieb für Visodesk:
migatag, Loostraße 13, CH – 8803 Rüschlikon, *und* Acco International GmbH, Industriestr. 25, 6470 Büdingen

simplex konzepthalter. Große Modellvielfalt. Preis ab ca. DM 95,–. Prospekte sehr übersichtlich.
Hersteller und Vertrieb:
maan-simplex, Mariannenstr. 31, 1000 Berlin 36

Konzepthalter der Nikolauspflege (manuelles Gerät mit Aufspannplatte für Büroleuchte. Preis: ca. DM 92,–)
Vertrieb: Nikolauspflege Stuttgart
Postfach 35, 7000 Stuttgart 1,

Weitere Hersteller von Konzepthaltern:
Karl Gutmann KG, 7731 Unterkirnach
Waldmann GmbH & Co. Werk für Lichttechnik, Postfach 3720, 7730 VS-Schwenningen

Einfache Konzept- oder Buchhalter gibt es in Schreibwarengeschäften für weniger als 10,– DM.

13.3.8 Spezialtische

Tische mit verstellbarer Platte werden von mehreren großen Möbelhäusern und Schulmöbelherstellern angeboten. Spezielle Möbelprogramme für Behinderte bieten u. a. an:

leuwico Universal (anpassungsfähiges Möbelprogramm für Behinderte)

Grundmodell A: Arbeitsplatte 70 × 60 cm, schräg- und höhenverstellbar: Preis: ca. DM 600,–

Grundmodell B: wie oben, Platte 100 × 70 cm. Preis: ca. DM 700,–
Dazu gibt es verschiedene Zubehörteile wie Gehäuse für Büchertasche, Taschenablage, Abschlußleisten für vordere und hintere Tischkante u. a.
Hersteller und Vertrieb:
C. & H. Leuthäusser, Spezialabteilung: Möbel für Behinderte, Postfach 260, 8630 Coburg

Spezial-Sehbehindertentisch. Platte 70 × 100 cm, schräg- und höhenverstellbar, mit Ablagefach, Utensilienschale, Anstoßleiste. Preis: ca. DM 910,–
Dazu weitere Zubehörteile lieferbar.
Einfacher in der Ausstattung in der *Variabel V 100.* Preis: ca. DM 630,–, mit Platte 120 × 80 cm, ca. DM 640,–
Hersteller und Vertrieb:
BZ Plankenhorn GmbH, Postfach 1159, 7208 Spaichingen/Württ.

hülsta-Funktionstisch „Multi" Typ 888 mit Container Typ 892
Arbeitsplatte 130 × 75, Höhe 68,5 bis 98, Neigung der Arbeitsplatte bis 85°.
Preis: ca. DM 975,–

13.3.9 Kassettenkopiergerät

Telex Copyette mono. Kopiert mit 16facher Geschwindigkeit die A- und B-Seite gleichzeitig. Ein Kopierplatz. Preis: ca. DM 2300,–

Telex Copier IV, 4/4 Spur Stereo. Kopiert mit 11facher Geschwindigkeit die A- und B-Seite gleichzeitig. Preis: ca. DM 7800,–
Diese und weitere Geräte zu beziehen bei:
Radio-Technische Werkstätten GmbH
Elbeallee 19, 5000 Köln 71.

13.4 Liste von Verlagen, die einzelne oder mehrere Bücher als Großdruckausgaben herausgegeben haben

Geeignete handelsübliche Literatur für sehbehinderte Schüler hat die AG Lehr- und Lernmittel des VBS (Frau Tanner) zusammengestellt. Sie kann angefordert werden (Adresse → 13.3.6).

Titel lieferbarer *Großdruckbücher* sind ausgewählt und als Sonderdruck veröffentlicht von der caritas korrespondenz. Er ist erhältlich beim Lambertus-Verlag, Postfach 1026, 7800 Freiburg/B.

Großdruckausgaben ist der Titel einer Auswahl, die von der Katalog- und Werbeabteilung der Firmen Koch, Neff & Oetinger & Co und Koehler & Volckmar erarbeitet worden ist. Dieser Prospekt ist anzufordern bei:
Christliche Verlagsanstalt, Friedrich Bahn Verlag
Postfach 1186, 7750 Konstanz

Brunnen-Verlag
Gottlieb-Daimler-Str. 22, 6300 Gießen 1

Kiefel Verlag,
Linderhauserstr. 60, 5600 Wuppertal 2

Agentur des Rauhen Hauses,
Jungfernstieg 50/II, 2000 Hamburg 36

St.-Johannis-Druckerei, C. Schweickhardt
Postfach 5, 7630 Lahr 12

Neukirchener Verlag des Erziehungsvereins GmbH,
Andreas-Bräm-Str. 18–20, 4133 Neukirchen-Vluyn 2

Deutsche Zentralbücherei für Blinde zu Leipzig,
Gustav-Adolf-Str. 7, DDR-7010 Leipzig

Verlag Hans Richarz,
Postfach 1165, 5205 St. Augustin 1

dtv-Großdruck
Deutscher Taschenbuch Verlag
Friedrichstr. 1a, 8000 München 40

Goldmann Verlag, Reihe Großschrift
Neumarkter Str. 18, 8000 München 80

Freiburger Bücherdienst,
Postfach 1026, 7800 Freiburg/B.

G + D Bücherei
Jan Tholenaar Verlag GmbH
Solseifen Nr. 5, 5222 Morsbach

Schönbuch-Verlag
Im Troppel 74, 7031 Weil (Schönbuch)

Die folgenden Verlage geben Heftreihen in großem Druck heraus:

Christl. Verlagshaus,
Senefelderstr. 109, 7000 Stuttgart 1

Gütersloher Verlagshaus, G. Mohn
Königstr. 23, 4830 Gütersloh 1

13.5 Kassettenbücher

Hochgradig Sehbehinderte, die einen Blindenausweis oder eine ärztliche Bescheinigung haben, daß sie aufgrund ihrer Sehbehinderung nicht ausdauernd mit den Augen zu lesen imstande sind, können Mitglieder der Hörbüchereien für Blinde werden (Auskunft beim Deutschen Blindenverband e. V., Bismarckstr. 30, 5300 Bonn 2, Tel. 02 28 / 35 30 18)

Nahezu alle auf Tonträger (Kassetten und Schallplatten) käuflichen Literaturwerke in deutscher Sprache bietet an:

Litraton. Internationale Literatur in Bild und Ton. Verlag und Versand: Grete Schulga, Adolfstr. 27, 2000 Hamburg 76
Ein alphabetisch nach Schriftstellern geordneter Katalog ist als Hörbuch verfügbar: 2 Kassetten, Preis: DM 10,– (Voreinsendung eines Schecks).

Auf Kassetten aufgesprochene Bücher vertreibt
Erich Schumm G.m.b.H.
Erich-Schumm-Str. 2–4, 7157 Murrhardt/Württ. (Katalog anfordern!)

13.6 Vorlesedienst, bei dem Texte auf Tonbandkassetten aufgelesen werden

Vereinigung Integrationsförderung e. V.
Herzog-Wilhelm-Str. 16/IV. 8000 München 2, Tel. 0 89 / 59 19 34
Eine gelesene C-90 Super Ferro Kassette kostet einschl. Kassette DM 7,50, C-60 DM 4,–

13.7 Vergrößerung von Texten und sonstigen Vorlagen

Vergrößerungen von Texten und Vorlagen (Skizzen, Landkarten usw.) sind leicht und relativ billig herzustellen, soweit bei der Vergrößerung die beiden Farben Schwarz und Weiß ausreichen (Grautonabstufungen sind kaum erreichbar). Vergrößerungskopierer sind nicht nur in Sehbehindertenschulen, sondern auch in größeren Bürofachgeschäften, Kaufhäusern, copy shops etc. verfügbar. Farbige Vorlagen (Erdkunde-, Geschichtskarten, Diagramme etc.) lassen sich mit Hilfe von Repro-Kopierern hervorragend vergrößern. Allerdings beträgt allein der Materialpreis für eine DIN-A 3-Kopie ca. DM 10,–. Repro-Kopierer findet man in vielen graphischen Betrieben und Druckanstalten.

13.8 Sportangebote

Visus. Verein zur Integration Sehender und Sehgeschädigter im Sport.
Brunnenstr. 26, 7400 Tübingen

Deutscher Behinderten-Sportverband e.V.
Ferdinand-Lentjes-Haus, Am Schönenkamp 110, 4000 Düsseldorf 13,
Tel. (02 11) 7 49 82 84

Geschäftsstellen der Behinderten-Sportverbände

Badischer Behinderten-Sportverband e.V.
Tannenstraße 11, 7602 Oberkirch-Bottenau, Tel.: 0 78 02 / 27 23 privat,
0 78 02 / 21 85 dienstlich

Bayerischer Versehrten-Sportverband e.V.
Abholfach, 8000 München 34, Tel.: 0 89 / 2 11 72 43

Versehrten-Sportverband Berlin e.V.
Kurfürstenstraße 131, 1000 Berlin 30, Tel.: 0 30 / 2 61 13 28

Behinderten-Sportverband Bremen e.V.
Am Hallacker 30, 2800 Bremen 44, Tel.: 04 21 / 42 95 30

Behinderten-Sportverband Hamburg e.V.
Eckernförder Straße 8, 2000 Hamburg 50, Tel.: 0 40 / 85 99 33

Hessischer Behinderten-Sportverband e.V.
Mierendorffstraße 4, 6400 Fulda, Tel.: 06 61 / 6 27 43

Behinderten-Sportverband Niedersachsen e.V.
„Haus des Sports", Maschstr. 18, 3000 Hannover 1, Tel. 05 11 / 88 22 11

Behinderten-Sportverband Nordrhein-Westfalen e.V.
Postfach 100 601, 4100 Duisburg 1, Tel. 02 03 / 7 38 15 82-7

Behinderten-Sportverband Rheinland-Pfalz e.V.
Jan-Zick-Straße 4, 5400 Koblenz, Tel.: 02 61 / 3 59 02

Saarl. Behinderten-Sportverband e.V.
Saaruferstraße 16, 6600 Saarbrücken, Tel.: 06 81 / 5 70 55

Versehrten- und Behinderten-Sportverband Schleswig-Holstein e.V.
Steinmetzstr. 1–11, 2350 Neumünster, Tel.: 0 43 21 / 1 34 46

Württ. Versehrten-Sportverband e.V.
Adalbert-Stifter-Straße 16, 7000 Stuttgart 40, Tel.: 07 11 / 84 62 61 dienstlich,
85 49 33 privat

14. Literaturanregungen

Empfehlungen für den Unterricht in der Schule für Sehbehinderte (Sonderschule). Herausgegeben vom Sekretariat der Ständigen Konferenz der Kultusminister der Länder in der Bundesrepublik Deutschland.
Hermann Luchterhand Verlag
Postfach 1780, 5450 Neuwied 1 (Preis: DM 3,–)

AG Integration sehgeschädigter Schüler in Regelschulen (Hg.): Sehgeschädigte in Regelschulen – Aufsätze, Berichte, Protokolle. Würzburg 1983 (Vertrieb: Verein zur Förderung der Blindenbildung, Bleekstr. 26, 3000 Hannover-Kirchrode)

Appelhans, P.: Sehgeschädigte in Regelschulen – Zehn Thesen zur Integration Blinder und Sehbehinderter. Zeitschrift für das Blinden- und Sehbehindertenbildungswesen 97 (1977) 7–17 und 38–48

Behindertenspezifische Betreuung Sehgeschädigter in Regelschulen. „Modellversuch". Zwischenbericht. Blindeninstitutsstiftung, Ohmstr. 7, 8700 Würzburg (Bezug dort)

Blankenagel, A., u. a.: Hilfe für sehgeschädigte Kinder. Stuttgart: Klett² 1977

Handbuch der Sonderpädagogik, Band 2: Pädagogik der Blinden und Sehbehinderten (Hg. Rath, W., Hudelmayer, D.), Berlin: Marhold 1985

Kaden, R.: Sehbehindert – Blind. Medizinische, soziale und pädagogische Information für Betreuer und Betroffene. Stuttgart: Thieme 1978

Mersi, F.: Die Erziehung Sehbehinderter. In: Deutscher Bildungsrat: Gutachten und Studien der Bildungskommission 52, Sonderpädagogik 5. Stuttgart: Klett (1975) 139–224

Pape, R., Blankenagel, A., Kaiser, J.: Berufswahl und Auge. Die Berufseingliederung Sehgeschädigter. Stuttgart: Enke⁴ 1976

Rath, W.: Sehbehindertenpädagogik. In: Bleidick, U., u. a.: Einführung in die Behindertenpädagogik III. Urban-Taschenbücher Bd. 254, 34–61. Stuttgart, Berlin, Köln, Mainz: Kohlhammer² 1980

Rath, W., Appelhans, P.: Sehauffällige Schüler in allgemeinbildenden Schulen. Sehbeeinträchtigung als Variable schulischen Lernens und Möglichkeiten der Intervention. Bern-Frankfurt/M. 1985

Scherer, F.: Sport mit blinden und sehbehinderten Kindern und Jugendlichen. Reihe: Motorik, Bd. 4, Schorndorf: Hoffmann 1983

Schindele, R. (Hrsg.): Unterricht und Erziehung Behinderter in Regelschulen. Rheinstetten: Schindele ² 1980

Anhang 1. Schriftmaße

1. Schriftmaße und ihre Namen

Schriftkegel in Punkten	Schriftname	Erklärung des Namens
3 Punkte	Brillant	Der Name soll die Kostbarkeit dieser kleinen Schriften zum Ausdruck bringen.
4 Punkte	Diamant	
5 Punkte	Perl	
6 Punkte	Nonpareille	Die „Unvergleichliche" (franz.)
7 Punkte	Kolonel	Kennzeichnet den hohen Rang und die häufige Verwendung dieser Schrift, Kolonel = Oberst; in manchen Gegenden wird dieser Schriftgrad als „Mignon" = Liebling bezeichnet.
8 Punkte	Petit	Die „Kleine" (französisch)
9 Punkte	Borgis	Die „Bürgerliche" (französ. Bourgeois), im Gegensatz zu den größeren Schriften alter kirchlicher Bücher für billige Drucksachen verwendet.
10 Punkte	Korpus	In dieser Schriftgröße wurde das römische Gesetzbuch, der „Corpus juris" zuerst gedruckt.
12 Punkte	Cicero	1466 erschienen Werke des bedeutenden römischen Redners Cicero in dieser Schriftgröße.
14 Punkte	Mittel	Unter den 7 wichtigsten Schriften der frühesten Zeit stand dieser Schriftgrad in der Mitte.
16 Punkte	Tertia	Die „Dritte", nämlich die drittgrößte Schrift unter den sieben alten Schriftgraden.
20 Punkte	Text	Die Schriftgröße, in der Gutenberg den Bibeltext druckte.
24 Punkte	Zweicicero	Doppelte Größe von Cicero.
28 Punkte	Doppelmittel	Doppelte Größe von Mittel.
32 Punkte	Doppeltertia	Doppelte Größe von Tertia.
36 Punkte	3 Cicero (Kanon)	Kanon-Gesang oder Kirchenregel.

2. Übliche Schriftmaße in Beispielen (Schrift: Times)

5 ABCDEFGHIJKLMNOPQRSTUVWXYZABCDEFGHIJKLMNOPQRSTUVWXYZABCDEFGHIJKLMNOPQRSTUVWXYAB
abcdefghijklmnopqrstuvwxyzabcdefghijklmnopqrstuvwxyzabcdefghijklmnopqrstuvwabcdefghijklmnopqrstuvwxyzabcdefghijklmnopqrs

6 ABCDEFGHIJKLMNOPQRSTUVWXYZABCDEFGHIJKLMNOPQRSTUVWXYZABCDEFGHIJKLMN
abcdefghijklmnopqrstuvwxyzabcdefghijklmnopqrstuvwxyzabcdefghijklmnopqrstuvwxyzabcdefghijklmnopqrstuv

7 ABCDEFGHIJKLMNOPQRSTUVWXYZABCDEFGHIJKLMNOPQRSTUVWXYZABCD
abcdefghijklmnopqrstuvwxyzabcdefghijklmnopqrstuvwxyzabcdefghijklmnopqrstuvwxyzabcdefg

8 ABCDEFGHIJKLMNOPQRSTUVWXYZABCDEFGHIJKLMNOPQRSTUVW
abcdefghijklmnopqrstuvwxyzabcdefghijkllmnopqrstuvwxyzabcdefghijklmnopqrstuv

9 ABCDEFGHIJKLMNOPQRSTUVWXYZABCDEFGHIJKLMNOPQR
abcdefghijklmnopqrstuvwxyzabcdefghijklmnopqrstuvwxyzabcdefghijklmn

10 ABCDEFGHIJKLMNOPQRSTUVWXYZABCDEFGHIJKLMN
abcdefghijklmnopqrstuvwxyzabcdefghijklmnopqrstuvwxyzabcdefgh

12 ABCDEFGHIJKLMNOPQRSTUVWXYZABCDEFG
abcdefghijklmnopqrstuvwxyzabcdefghijklmnopqrstuv

14 ABCDEFGHIJKLMNOPQRSTUVWXYZAB
abcdefghijklmnopqrstuvwxyzabcdefghijklmnop

16 ABCDEFGHIJKLMNOPQRSTUVWX
abcdefghijklmnopqrstuvwxyzabcdefghijkl

20 ABCDEFGHIJKLMNOPQRST
abcdefghijklmnopqrstuvwxyzabc

24 ABCDEFGHIJKLMNOP
abcdefghijklmnopqrstuvwx

28 ABCDEFGHIJKLMN
abcdefghijklmnopqrstu

36 ABCDEFGHIJK
abcdefghijklmnop

48 ABCDEFGH
abcdefghijkl

Anhang 2. Schriftprobentafeln

1. Tafeln zur Bestimmung der Sehschärfe im Nahbereich (links E-Haken, rechts Landoltsche Ringe)

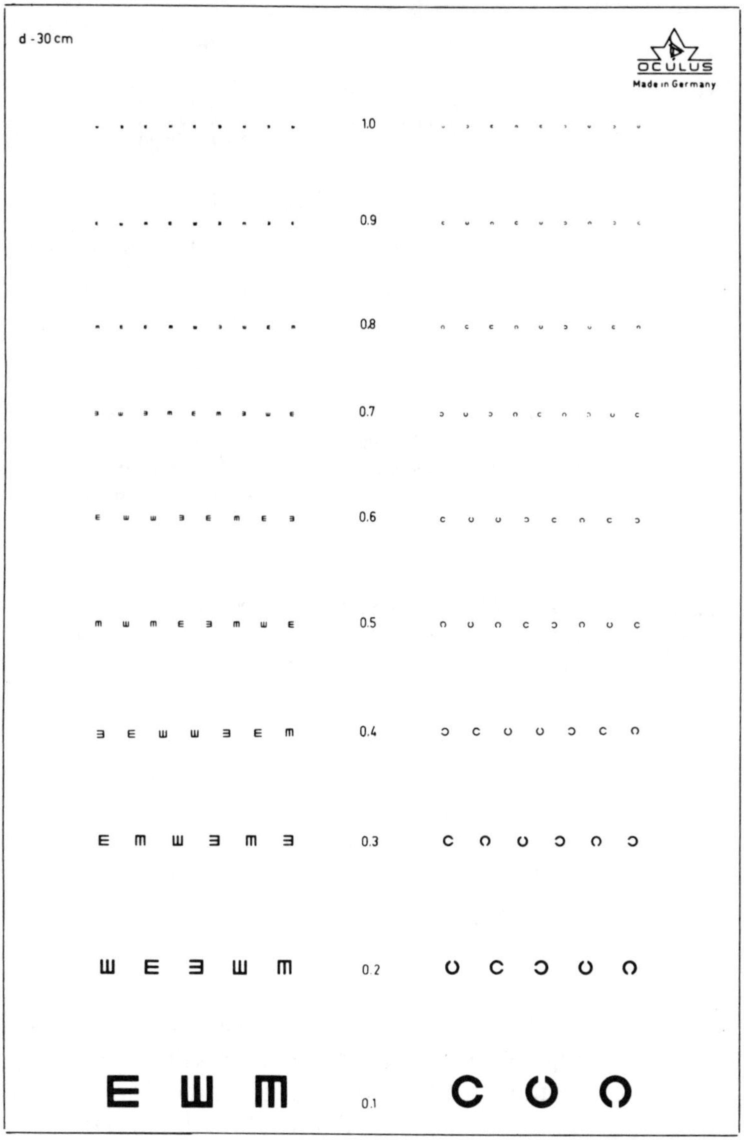

2. Tafeln zur Bestimmung der Lesefähigkeit (Niedentafeln)

Nr. 1

DS 0,4 =

Wie beim Waldarbeiter die Muskeln, so werden beim Kunstler die Sinne fur Tastgefuhl und Gehor durch dauernde Ubung gestarkt. Selbst Fah
wie Kopfrechnen, Predigen, Schachspielen, werden durch dauernde Ubung ausgebildet, geschult, verfeinert. Nur beim Auge meinen die Leut
sein – etwa wie bei einer elektrischen Batterie, deren Leistung durch den Gebrauch immer schwacher wird. Es gibt fast keinen Beruf, bei
7 1 3 0 9 2 8 1 4 5 7 6 3 8 1 9 3 6 7 2 0 3 7 8

Nr. 2

DS 0,5 =

durch anstrengendes Hinsehen die Augen verdorben zu haben glaubt! Pruft man bei diesen Menschen das Sehverm
meist heraus, daß die Augen uberhaupt nicht gelitten haben und daß ihre Besitzer nur eines ubersehen haben od
wollen, namlich, daß sie alter geworden sind. Hier sei gesagt: Alter werden bedeutet nicht alt werden! Jeder Sauglin
8 1 6 5 9 0 3 2 2 1 5 3 7 6 8 1 2 5 3

Nr. 3

DS 0,6 =

nur Greise sind alt. Durch angestrengten Gebrauch der Augen wird deren Güte also ni
Die Erfahrung hat sogar das Gegenteil bewiesen; so haben gerade Forscher, die täglic
am Fernrohr oder Mikroskop sitzen, in der Regel ein sehr gutes Sehvermögen, das
9 1 3 6 2 5 7 0 8 4 3 0 5 7 8 3

Nr. 4

DS 0,7 =

Feinheiten zu erkennen, die anderen Augen verborgen bleiben. Nur dem gesc
des großen GALILEI gelang es, mit einem Fernrohr, das man heutzutage a
primitiv bezeichnen würde, die ersten Jupitermonde zu entdecken. Als d
7 6 8 4 9 3 0 5 2 7 1 6 2 9

Nr. 5

DS 0,8 =

E. HOFFMANN sich davon überzeugt hatte, daß die Syphilis durch
siten verursacht wird, und diesen selbst nicht finden konnte, über
Aufgabe dem Zoologen SCHAUDINN, dessen jahrelang am Mikrosk
0 1 9 7 5 3 6 8 2 4 7 3 5 0 7

Nr. 6

DS 0,9 =

tes Auge endlich den Erreger fand. Zwei der bedeutendsten
die je von Menschenaugen geleistet wurden! Man kann also
nicht durch ihren Gebrauch schlechthin schädigen, wohl a
1 3 5 9 0 8 4 7 2 6 1 6 5

Nr. 7

DS 1,0 =

Schädigungen anderer Art. Hierzu gehören besonders
digungen des Sehnervs und seines Empfangsappar
Netzhaut. Längeres Blicken in die Sonne ohne Schutz
2 8 0 1 4 3 7 5 7 0 8 9 3 7

Nr. 8

DS 1,1 =

bei einer Sonnenfinsternis, kann auf der Netzh
schadhafte Stelle hinterlassen, die als ein
fleck" das Sehen besonders beim Lesen, zei
8 3 0 1 2 7 6 4 9 5 1 7 6

Nr. 9

DS 1,25 =

empfindlich stört. Nervengifte, wie
Alkohol, besonders aber Methylalkohol
einige stark wirkende Medikamente in
2 5 1 6 0 2 9 4 7 8 1 5 4

(Elektrischer Betrieb) **541** Gesamtverkehr **Wetzlar – Gießen** un

km	BD Frankfurt (M) ZugNr		7055	7057		7059	7252	6953		8752		3553	6955	
0	**Wetzlar** ab	...	5.28	6.05	...	6.06	6.23	6.42	...	6.48	...	**7.06**	a7.09	..
8	Dutenhofen (Kr Wetzl)	...	5.34	6.11	...	6.11	6.30	6.49	...	6.56	...	|	7.16	..
13	**Gießen** an	...	5.40	6.17	...	6.17	6.36	6.55	...	7.03	...	**7.16**	a7.22	..

BD Frankfurt (M) ZugNr			941		E 3753		7065	7067			E 2841	6963	
Wetzlar ab	...	...	**9.03**	...	**9.10**	...	9.38	a 10.18	...	...	**10.50**	10.53	.
Dutenhofen (Kr Wetzl)	...	...		...		...	9.44	10.25	...	...		11.00	.
Gießen an	...	...	**9.14**	...	**9.20**	...	9.50	a 10.32	...	...	**11.00**	11.06	.

BD Frankfurt (M) ZugNr		6967	3557		6971	943		5465	D 715		6925	E 3759	546
Wetzlar ab	...	13.45	14.36	...	14.39	**15.14**	...	15.43	**15.50**	...	15.54	**16.14**	a 16.
Dutenhofen (Kr Wetzl)	...	13.52	14.41	...	14.46		...	15.49		...	16.01		16.
Gießen an	...	13.58	14.47	...	14.53	**15.24**	...	15.55	**16.01**	...	16.06	**16.25**	a 16.

BD Frankfurt (M) ZugNr		E 3763	c6985 a6987		945		7079	E 3767	D 717	7081		6993	D
Wetzlar ab	...	**18.43**	18.56	...	**19.12**	...	19.40	**19.57**	**20.47**	21.27	...	21.32	:
Dutenhofen (Kr Wetzl)	...		19.02	...		...	19.46			21.34	...	21.39	:
Gießen an	...	**18.53**	19.08	...	**19.22**	...	19.52	**20.08**	**20.58**	21.41	...	21.46	:

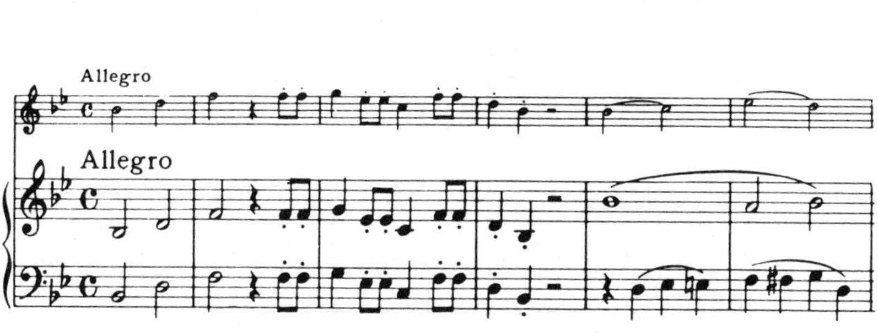

Text aus „Dinger. Vom gesunden und kranken Auge," Hippokrates Verlag, Stuttgart 1

Nr. 10

DS 2,25 =

Dosen, wie Chinin, könne
Sehnerven bis zur Blindheit
digen. Zahlreiche Methylalk
6 4 9 0 2 5 1 3 7 2 8 4 9

Nr. 11

DS 3,5 =

Vergiftungen n
dem letzten Kri
haben das nur al
4 0 3 7 1 5 2 8

Nr. 12

DS 4,5 =

deutlich gezei
Häufig wird d
Augenarzt au
9 2 7 5 1 3

Nr. 13

DS 7,0 =

gefragt,
das Fer
sehen
schädlic
für die A
gen sei.
4 2 9 8 7

Anhang 3. Hinweise für Sprecher

(leicht verändert vom „Verein der Blinden und Sehbehinderten in Studium und Beruf“ übernommen)

1. Aufnahme

1.1 Kassette ein
1.2 Rücklauf bis Bandanfang
1.3 Zählwerk auf Null
1.4 Vorlauf bis zur notierten Drehzahl (bei neuer Kass. bis Drehzahl 4)
1.5 Automatische Aussteuerung
1.6 Lautstärkeregler auf Null
1.7 Pause ein
1.8 „record“ und „play“
1.9 Mikro ein
1.10 Pause lösen

Bei Korrektur

1.11 Pause ein – kurz Rücklauf – Lautstärke R. – Pause lösen – bis Satzende vor dem Fehler hören – so kurz wie möglich nach dem Satzende anhalten, da bei Neuaufnahme häufig das Anfangswort der vorherigen Aufnahme nicht voll gelöscht wird – Pause ein – stopp – Lautstärke auf Null – record und play – Pause lösen
1.12 Wenn C60-Kassetten verwendet werden, bei etwa Drehzahl 590 Satzende (entsprechend C90-Kassette) – Pause ein – stop/eject – Kass. wenden – Zählwerk auf Null – record und play – Pause lösen

2. Was wird gelesen?

Der Hörer soll möglichst alles erfahren, was der Text an Informationen enthält. Nur Werbung wird grundsätzlich nicht mitgelesen.

2.1 Autor
2.2 Titel des Textes
2.3 Auflage, Jahrgang
2.4 Verlag und Erscheinungsort
2.5 Inhaltsverzeichnis mit allen Angaben
2.6 Literaturverzeichnis, Sachregister u. ä.
2.7 jede Seitenzahl

3. Namen, Tabellen, Fußnoten, Zitate

3.1 Jeder Name, dessen Schreibweise nicht durch die Aussprache erkennbar ist, wird buchstabiert.
3.2 Tabellen, grafische Darstellungen u. ä. werden ihrem Titel oder Thema nach erwähnt und, wenn möglich, beschrieben oder vorgelesen (muß vorher abgesprochen werden).

3.3 Fußnoten werden mit ihrer Nummer angegeben und an der Stelle vorgelesen, wo sie im Text eingefügt sind. Anfang und Ende der Fußnote muß angesagt werden.

3.4 Bei Zitaten muß das Ende kenntlich gemacht werden („Zitatende"). Hervorhebungen sind zu benennen durch „fettgedruckt", „gesperrtgedruckt", „kursiv" o. ä.

4. Kassettenanfänge

4.1 erste Spur: Ansage von Spur, Autor, Titel, Kassettennummer im laufenden Text, Seite bzw. „Fortsetzung Seite . . ."

4.2 zweite Spur: Kassettennummer im laufenden Text, Spur zwei

5. akustische Markierung

5.1. Seitenzahl: Das Signal wird für die Dauer der letzten Zeile auf der Seite gegeben, bei besonders kurzen Zeilen wird die vorletzte miteinbezogen.

5.2 deutliche Textstrukturen – Kapitel, bezifferte Abschnitte, neue Abhandlungen usw.: Das Signal wird für die Dauer der letzten Zeile des endenden Textteils gegeben, dann – während der üblichen Atempause – ausgesetzt und nochmals gegeben für die Dauer der Überschrift oder der ersten Zeile des folgenden Textteils.

5.3 alphabetische Verzeichnisse: Das Signal wird vor jedem neuen Buchstaben des Alphabets etwa drei Sek. lang gegeben. Bei umfangreichen Verzeichnissen (z. B. Sachregister mit Untergruppierungen) wird das Signal zugleich mit dem Stichwort gegeben (mind. drei Sek.); vor neuen Buchstaben im Alphabet werden dann zwei Signale – mit kurzer Pause dazwischen – gegeben.

6. Notizen

6.1 Bitte notieren Sie auf jeder Kassette die Kassettennummer im laufenden Text; außerdem auf jeder Kassettenseite, mit welcher Textseite die Spur beginnt und mit welcher sie endet.

6.2 Wenn Sie das Vorlesen unterbrechen und die Kassette nicht im Gerät bleiben kann, dann notieren Sie sich bitte auf einem Zettel den Stand des Zählwerks und auf welcher Spur Sie zuletzt gelesen haben. Den Notizzettel stecken Sie in die Kassettenschachtel.

7. Wann soll korrigiert werden (1.11)?

7.1 Beim Versprechen einzelner Worte können Sie den Fehler durch Wiederholen – ohne Unterbrechung der Aufnahme – korrigieren. Beim Versprechen von Satzzusammenhängen oder mehreren rasch aufeinander folgenden Sprechfehlern muß entsprechend den Hinweisen unter 1.11 verfahren werden.

8. Aufnahme in Privaträumen

8.1 Der Raum sollte geräuscharm sein (keine Wanduhren oder Wecker, kein Kühlschrank).

8.2 Das Aufnahmegerät in der entsprechend dem Mikrofon richtigen Entfernung aufstellen. Das Mikrofon ist zum Leser gerichtet.

Anhang 4. Anregung zu einer angemessenen Beleuchtung des Schülerarbeitsplatzes

Licht macht Sehen erst möglich. Insbesondere für Sehbehinderte ist es wichtig, daß die Beleuchtung nach Art und Beleuchtungsstärke auf die Sehschädigung und die Arbeitsaufgabe abgestimmt ist. Häufig reicht das natürliche Licht im Klassenraum oder in einem Teil des Klassenraumes nicht aus, damit Schüler lesen, zeichnen, Karten und Bilder betrachten können usw. Die künstliche Beleuchtung der Klasssenräume sollte 500 Lux (lx) betragen – zum Vergleich: an einem hellen Sonnentag mißt man 60 000 – 100 000 lx –; die Innenbeleuchtung ist aber häufig deutlich niedriger, insbesondere bei älteren Lampen.

Für die Beleuchtung in Klassenräumen kommen zwei Arten von Leuchten in Frage:

- die Glühlampen; sie wandeln die aufgenommene Energie zu ca. 5 % in Licht, zu ca. 95 % in Wärme
- die Leuchtstofflampen; sie erzeugen aus der elektrischen Energie etwa 20 % Licht, 80 % Wärme.

Wenn man davon ausgeht, daß an der Elektroinstallation in der Regel keine Veränderungen vorgenommen werden können, kommen für Sehbehinderte nur ortsunabhängige Beleuchtungshilfen in Frage.

Handlupen mit Beleuchtung sind aufgrund des enormen Batterieverbrauches nur als gelegentliche Hilfen anzusehen. Man sollte also Leuchten mit Netzanschluß wählen: Tisch-, Steh- und Klammerleuchten. Diese kann man unterscheiden in Leuchten mit Glühlampen und Leuchtstofflampen sowie die sogenannten Niedervolt-Halogenlampen. Angeboten werden diese als

- Gelenkleuchten
- Schwanenhalsleuchten
- Stativleuchten.

Die Vor- und Nachteile der handelsüblichen Systeme lassen sich aus der folgenden Übersicht ersehen:

Vergleich verschiedener Lampen

Glühlampen
in Birnenform
(Fassung E 27 oder E 14)

Vorteil

- relativ preiswert (ab ca. DM 30,–)
- überall erhältlich
- verschiedene Leistungsstufen bis 200 W und mehr
- Schraubgewinde E 14 oder E 27; somit leicht auszuwechseln
- angenehm warmes Licht
- kein Flackern
- leicht in der Helligkeit regelbar

Nachteil

- relativ geringe Lebensdauer (ca. 1000–2000 h)
- geringe Lichtleistung im Vergleich zur Wärmeentwicklung
- kugelförmige Lichtabstrahlung
- daher hohe Blendung, wenn nicht durch Reflektor (Lampenschirm o. ä.) gemindert

Niedervolt-Halogenlampen
als Kleinststrahler
mit oder ohne Reflektor

Vorteil

- energiesparend (10–50 W, 12 V)
- hohe Lichtausbeute
- gute Farbwiedergabe
- kleinste Bauart
- geringes Gewicht

Nachteil

- relativ teuer (ab ca. DM 200,–)
- große Hitze an der Lichtquelle
- kleine Lichtbündel (engstrahlend bis 30°)
- Transformator erforderlich

Leuchtstofflampen
konventionell, mit Starter; Rohr-∅ 26 mm

Vorteil

- hohe Lebensdauer (ca. 7000–8000 h)
- höhere Lichtausbeute als Glühlampen
- geringe Umgebungstemperatur
- verschiedene Lichtfarben möglich
- gestrecktes Licht (nicht punktförmig)

Nachteil

- teurer als Glühlampen (Büroleuchten ab ca. DM 300,–)
- schlecht in der Helligkeit regelbar
- größeres Gehäuse
- nur mit Vorschaltgerät zu verwenden
- Brummgeräusch des Vorschaltgerätes
- flackert

Leuchtstofflampen
Parallelstabform: PL-Lampen

Vorteil

- hohe Lebensdauer (ca. 7000 h)
- hohe Lichtausbeute
- niedrige Temperatur
- gute Lichtfarbe
- sofort bereit beim Einschalten
- energiesparend
- Steckfassung, leicht auszuwechseln
- kleine Bauform
- geringes Gewicht

Nachteil

- relativ teuer (Büroleuchte ab ca. DM 150,–)
- noch nicht so verbreitet wie Glühlampen
- nicht regelbar
- braucht Vorschaltgerät, d. h. besondere Leuchten

Die Einrichtung eines Arbeits- bzw. Schülerplatzes muß sich nach ergonomischen Anforderungen des Sehbehinderten richten. Die Beleuchtung ist für den Sehbehinderten von ausschlaggebender Bedeutung. Gute Beleuchtung bedeutet zum Beispiel

- ausreichende Beleuchtungsstärke (300 bis 500 lx) flächig, bei lichtempfindlichen Personen entsprechend weniger
- geringe Wärmeabstrahlung der Leuchte
- konstantes, flimmerfreies Licht
- angenehme Lichtfarbe (ausreichender Rotanteil)
- genaue Farbwiedergabe
- Blendfreiheit, d. h. keine oder möglichst geringe Direkt- oder Reflexblendung
- Blendbegrenzung der Leuchte zur Umgebung
- optimale Lichtrichtung, z. B. für Rechtshänder von vorne links, so daß der eigene Körper keine Schatten wirft
- geräuschfreies Licht (ohne brummendes Vorschaltgerät)
- evtl. regelbare Helligkeit, die der Umgebung angepaßt ist (Dimmer).

Der Schüler sollte das Angebot an Leuchten und Beleuchtungsmöglichkeiten kennenlernen und die Leuchte seiner Wahl vor dem Kauf dort ausprobieren, wo er sie benutzen will. Wenn die Annahme einer Lichtquelle durch den Sehbehinderten auch sehr subjektiv ist, so kann doch gesagt werden, daß mit zunehmender Begrenzung des Sehfeldes und Verkürzung des Sehabstandes die Leuchtstofflampe, insbesondere die PL-Lampe, Vorteile bringt. Die Leuchtstoffröhre des traditionellen Typs wird wegen ihres Flackereffekts von mehreren Sehbehinderten als störend empfunden.

Sachverzeichnis

Zusammengestellt von Sabine Schmahl

Nachwort

Die vorliegende Handreichung hat im wesentlichen zwei Quellen: die mehr als ein Jahrzehnt praktizierte Arbeit mit sehgeschädigten Schülern an der Hamburger Heinrich-Hertz-Schule und ein von der Deutschen Forschungsgemeinschaft finanziertes Forschungsprojekt, das sich mit den Problemen sehauffälliger Schüler an Regelschulen beschäftigte. Beide Autoren arbeiteten in diesem Projekt mit. Darüber hinaus sind Anregungen von vielen Fachleuten aufgenommen worden, die beruflich mit Kindern und Jugendlichen umgehen, die Sehprobleme haben. Blinden- und Sehbehindertenlehrer, Lehrer verschiedener Ausbildung und aller Fachrichtungen an allgemeinbildenden Regelschulen, Trainer für Mobilität und lebenspraktische Fertigkeiten und Universitätslehrer haben das Manuskript durchgearbeitet und kommentiert. Insbesondere Kollegen, die sehauffällige Schüler an Regelschulen unterstützen, haben ihre Erfahrungen eingebracht. Die Arbeitsgemeinschaft „Integration sehgeschädigter Schüler in Regelschulen“ im Verband der Blinden- und Sehbehindertenpädagogen ermöglichte einen Gedankenaustausch mit deutschen und ausländischen Kollegen über methodische und didaktische Fragen, die in der Handreichung behandelt sind. Auch Schüler mit Sehschwierigkeiten, die eine Regelschule besuchen oder besucht haben, konnten wichtige Hinweise geben. Die Verfasser danken allen, die durch ihre Mitarbeit dazu beigetragen haben, daß möglichst viele Gesichtspunkte berücksichtigt werden konnten.